运气伤寒临证指南

蒙头看诊无路　运气指月列星

编著　阎钧天
整理　药红霞

中国科学技术出版社
·北　京·

图书在版编目（CIP）数据

运气伤寒临证指南 / 阎钧天编著；药红霞整理．—北京：中国科学技术出版社，2019.5（2024.6 重印）

ISBN 978-7-5046-8257-4

Ⅰ．①运… Ⅱ．①阎… ②药… Ⅲ．①运气（中医）—应用—伤寒（中医）—中医治疗法—指南 Ⅳ．① R254.1-62

中国版本图书馆 CIP 数据核字（2019）第 054231 号

策划编辑	焦健姿 高 锋
责任编辑	焦健姿
装帧设计	华图文轩
责任校对	龚利霞
责任印制	徐 飞

出　　版	中国科学技术出版社
发　　行	中国科学技术出版社有限公司销售中心
地　　址	北京市海淀区中关村南大街 16 号
邮　　编	100081
发行电话	010-62173865
传　　真	010-62179148
网　　址	http：//www.cspbooks.com.cn

开　　本	710mm×1000mm 1/16
字　　数	219 千字
印　　张	17
版　　次	2019 年 5 月第 1 版
印　　次	2024 年 6 月第 2 次印刷
印　　刷	河北环京美印刷有限公司
书　　号	ISBN 978-7-5046-8257-4/ R・2386
定　　价	49.00 元

内容提要

本书主要辑录了编者对运气学说和《伤寒杂病论》结合研究的心得，以及临床中运气与伤寒结合应用之部分案例，以引导后学临床中如何运用运气学说与伤寒论，兹命名为《运气伤寒临证指南》。本书内容丰富，着重理论，更强调临床实践，具有较高的学术研究价值，对临床工作有指导意义，适合中医临床各级医师阅读参考。

张 序

继承不泥古，发展不离宗，祖国医学源远千载，靠的是代代名医相传。阎钧天先生自幼学医，对祖国医学感情深厚，虽身居河东，却心忧天下，直面中医发展困局，挺身振臂高呼：要大家团结一致挽救祖国医学，振兴祖国医学。他虽已年迈，但耕耘不辍，他一面用祖国医学救死扶伤，以事实证明祖国传统医学之不可无，一面著书立说为后人传承祖国医学之瑰宝。2012 年傅山先生诞辰 405 周年纪念大会时，阎先生慷慨激昂地写下了一首七言诗，电信发来，要我在大会上为他宣读，当时因会议内容拥挤未能如愿，现在把他写在这里与大家共享，以见先生对祖国医学的一片丹心，他的诗是这样写的。

我以我血祭青主，愿为岐黄捐头颅。
西风凛凛不足畏，有尔精神有尔骨。
承先启后不忘祖，方是民族大丈夫。
吾侪父兄齐努力，不信国医无前途。

阎先生天资聪颖，勤奋苦学，知识渊博，确有“学富五车，才高八斗”之风。登坛讲课，不带讲稿，口若悬河，引经据典，不差半字，若书在目。对祖国医学的理解与认识，颇有卓见，高人一筹。

在人们对西医趋之若鹜的今天，先生医书的出版，确实显得意义重大。相信此书出版后，会发生巨大的影响和效应，会使初学者渡沧海而有宝筏，使学有素养者借此而登堂入室，进一步探知古圣蕴奥，更好地继承发扬与提高祖国医学。

山西省卫生厅中医药管理局局长　张　波

于龙城

前言

传统医学，乃我国先贤首创之医学，先贤之所以创此医学，首先欲以保护先民之健康，延长先民之寿命，却老御疾以全形，所谓欲使先民“与万物沉浮于生长之门”也。然筹谋万千，尚恐不逮，故又设挽救之法，更推运气以求之。夫人生缘运气，病缘运气，其死亦缘于运气，是人之生老病死，皆不离乎运气者也。黄帝岐伯，因运气而着内经，论医道；仲景因运气而论伤寒；刘河间、李东垣、张从正、朱丹溪，因运气而倡泻火、补土、祛邪、滋阴；迨至明清，吴又可、叶天士、薛雪、吴塘、王士雄诸哲人，复以运气之学而树温热病学，医道至此可谓至备矣。孰知清末，外夷入侵，污秽之学，以其新鲜靓丽，惑人耳目，国人则以夺目之异，不辨善恶，竞相追逐，而反弃吾国传统医学精华于不顾，并受外夷之蛊惑而诋毁国医，传统医学由此则屡遭厄运。

有以为予乃抱残守缺之人，不谙世故，不知进取，殊不知外夷医学，实不谙格物，不晓先贤立医之初心者。古之先贤，原意欲顺天佑人，使人与天地同浮沉也，而外夷医学，但图一时之快，但图赚钱牟利，崇饰其末，忽弃其本，虽云治病，实则杀人而不自知。夫时当今日，所谓传统医学，不惟百姓不解，就连医者也懵懂不知，实为可叹、可悲！余辈愚钝，非惟崇古薄今，乃欲国人了先祖之愿，健康无疾，寿终天地，故集累年之所得，择临床之案例，而作此帖。仲景悲天悯人，遵先古而立诸法，救世救人于危亡，余则亦欲继仲圣，启后学，济烝民，故朝于斯，暮于斯，继传统以传薪火，效古人以救今人，未知可有小补乎？

目录

伤寒运气方概述

未病保健，以“运气”立方，既病求治，从《伤寒》取方，《伤寒》之方，皆取法于运气，运气、伤寒，必须互参，遣方役药，方能中的而无误。此医者所必知。斯《伤寒论》诸方，皆从运气而立，学者慎记之。

《伤寒论》论脉证，皆本五运六气之感于人而立，其一方一药，亦皆与五运六气相对而设，至若临床应用，则当审其时运气之数，而合其人脉证之象以抉择之。

五运、六气，实天地间一气之所分。此一气分而为二，则为阴气与阳气，阴阳二气再分之，则为五运，为六气。运再分而为五，曰木运、火运、土运、金运、水运五运，实即风、火（热）、湿、燥、寒五气也；气再分而为六，曰厥阴风木、少阴君火、太阴湿土、少阳相火、阳明燥金、太阳寒水之气，实即风、火、暑、湿、燥、寒六气也。

五运旨在言地气，应人之五藏，然未离乎六气；六气旨在言天气，应人之六腑六经，然亦不离乎五运。天地升降，一气流行，以成自然；脏腑互通，气血互资，以有生命。此本之于《六微旨大论》：“升已而降，降者为天，降已而升，升者为地。”地气升上变为天气，然后再下降于地，虽曰“降者为天”，其实所降者仍为地气也；天气下降变为地气，然后再升上于天，虽曰“升者为地”，其实所升者仍为天气也。故五运之气升而为天之六气，六气之气降而为地之五运。天地间一气升降为运为气，以有寒、热、燥、湿、风、火之异；人体内脏腑互用，生气生血，乃有生命，以成四肢百骸之功。

五运六气，又可简化而曰寒、热、燥、湿四气，寒之微者曰凉、曰清，寒水外蒸、下渗者曰湿，热之微者曰风、曰温；热之甚者曰火，热而挟湿者曰暑，热而津耗、寒而水凝不化者曰燥。故五运六气不过天地间寒、热、燥、湿四气之变化也。

讲理论，五运、六气当分而析之，做实践，则运与气当相合而参之。仲景《伤寒论》用三阴三阳六气分证，实乃以五运与六气混合而成论也。自然界或人体内，无论时空如何，何时何空，一气、一运皆不会单独出现，故天地运气，六化六变，胜复淫治，固非一言可尽，其运行于天地间及人之所感者，实诸气诸运之混合体也。如木运之岁及初之气初春之风，其中亦必兼火、兼寒、兼湿、兼燥；火运之岁及二之气暮春初夏之君火、三之气盛夏之相火（暑），其中亦必兼风、兼燥、兼寒、兼湿；土运之岁及四之气长夏之湿，其中亦必兼风、兼热（火）、兼寒；金运之岁及五之气秋季之燥，其中亦必兼风、兼火、兼寒；水运之岁及终之气冬季之寒，其中亦必兼风、兼火、兼湿、兼燥。运气所谓某年某运某气，某时某运某气者，乃谓其侧重点而言，方药亦如之。故临床应用中，或辨证，或遣方用药，皆当效仿仲景，灵活看待，不可死板硬套。余虽揣仲师之意，将《大论》方药，约略而赅为：风木病类方、暑火病类方、湿土病类方、燥金病类方、寒水病类方五大阵，然此五阵方药，乃仲景洞解运气六化六变，胜复淫治之后，据《至真要大论》治病之旨所立之法，并非仅用于治理某气某运之病，也非某气某运必专用某方。如大论太阳病篇中，治寒水之气为病者有桂枝汤、麻黄汤、五苓散、真武汤，然此等方药又可用于风木之邪为病者、暑火之气为病者、湿土之气为病者，或燥金之气为病者；苓桂术甘汤、苓桂草姜汤乃治太阴湿土之气为病者，白虎、白虎加人参乃治阳明燥金之气为病者，栀子豉汤系列方、大黄泻心汤等乃治少阴君火、少阳相火之为病者，而在太阳病篇，寒水之气为病过程中，亦当因机因证而用之，不可拘泥。此正如张子和所云：病如不是当年气，看与何年运气同，便向某年求治法，要知都在《至真》中，学者当用心究之，有斯证则用斯药，更当牢记在心。

运气以生世间万物，伤寒立方皆自运气，伤寒一百一十三方，金匮二百零五方，诸运、诸气之诸病，皆可从中捡方取而治之，而后学诊病遣药，则每感望洋兴叹，不知所从，以为仲景未曾为运气所病立方，惟于唐宋金元明清诸家中寻求治疗方药。余虽不敏，敢摄其要，仍从《伤寒论》理、法、方、药而立运气十六方，使后来者临津有梁可渡，此十六方，非余背仲师而别树异帜，实际仍师仲师之法、仲师之方化裁而制，以便后学应用，学者于予所制之方稍加揣摩，即可从中寻出端倪。

阎钧天运气方

五 运 方

木 运 方

岁运太过，风气流行，脾土受邪，民病飧泄食减，体重、烦冤，肠鸣，腹支满，甚则忽忽善怒，眩冒癫疾，甚而摇落，胁痛吐甚。

发生之纪，是为启陳，掉眩癫疾，其病怒。

木郁之发，太虚埃昏，民病胃脘当心而痛，上支两胁，膈咽不通，食饮不下，甚则耳鸣旋转，目不识人，善暴僵。

柴胡四逆汤

柴胡 4 钱	黄芩 3 钱	人参 2 钱	半夏 3 钱
枳实 4 钱	芍药 2 钱	茯苓 3 钱	青皮 3 钱
川芎 2 钱	川楝子 1 钱	甘草 5 分	生姜 3 钱
大枣 12 枚			

岁木不及，燥乃大行，民病中清，胠胁痛，少腹痛，肠鸣溏泄，寒热疮疡，痱疹痈痤。咳而鼽。

委和之纪，是谓胜生。其病惊骇，摇动注恐，从金化也。

乌梅柴胡汤

乌梅 3 两	柴胡 3 钱	白芍 5 钱	当归 5 钱
五味子 3 钱	桂枝 3 钱	人参 3 钱	肉苁蓉 3 钱
丝瓜络 5 钱	炙甘草 3 钱	生姜 3 钱	大枣 10 枚

火 运 方

岁火太过，炎暑流行，金肺受邪，民病疟，少气咳喘，血溢，血泄，注下，咽燥，耳聋中热，肩背痛，两臂内痛，身热，骨痛，而为浸淫，谵妄，狂越，咳喘息鸣，下甚，血溢血泻不止。

赫曦之纪，是为繁茂，炎灼妄扰，其病笑虐，疮疡，血流，狂妄，目赤。

火郁之发，太虚肿翳，民病少气，疮疡痈肿，胁腹满，胸、背、面、首、四肢愤懑，肤胀疡痱，呕逆瘛疭，骨痛，节乃有动，注下，温疟，腹中暴痛，血溢流注，精液乃少，目赤，心热，甚则瞀闷懊侬，善暴死。

四黄发郁汤

生麻黄 1 钱	酒大黄 5 钱	黄连 3 钱	黄芩 3 钱
菖蒲 3 钱	栀子 2 钱	连翘 2 钱	木通 2 钱
竹叶卷芯 1 钱	薄荷 2 钱	生甘草 2 钱	

岁火不及，寒乃大行，民病胸中痛，胁支满，两胁痛，膺背肩甲间及两臂内痛，郁冒蒙昧，心痛暴喑，胸腹大，胁下与腰背相引而痛，甚则

屈不能伸，髋髀如别。病鹜溏，腹满，食饮不下，寒中，肠鸣泄注，腹痛，暴挛痿痹，足不任身。

伏明之纪，是谓胜长。其病昏惑悲忘，从水化也。

桂草益心汤

桂枝 1 两	炙甘草 1 两	人参 3 钱	附子 3 钱
北五味子 5 钱	酸枣仁 5 钱	全当归 3 钱	丹参 3 钱
茯神 2 钱	远志 2 钱	麦冬 2 钱	

土 运 方

岁土太过，雨湿流行，肾水受邪，民病腹痛，清厥，意不乐，体重，烦冤，甚则肌肉痿，足痿不收，行善瘈，脚下痛，饮发中满，食减，四肢不举，腹满，溏泄，肠鸣，反下甚。

敦阜之纪，是为广化，濡积并稸，腹满，四肢不举。

土郁之发，岩谷震惊，民病心腹胀，肠鸣，数后，甚则心痛胁䐜，呕吐霍乱，饮发注下，跗肿身重。

疏土运阜汤

茯苓 5 钱	桂枝 5 钱	炒苍术 5 钱	炙甘草 3 钱
半夏 3 钱	厚朴 3 钱	枳实 3 钱	莱菔子 3 钱
陈皮钱半	生姜 1 两		

岁土不及，风乃大行，民病飧泻，霍乱，体重腹痛，筋骨繇复，肌肉瞤酸，善怒，咸病寒中，胸胁暴痛，下引少腹，善太息，卑监之纪，是谓减化。其病痈肿，飧泻，邪伤脾也。

抚土备化汤（加味理中汤）

干姜 1 两	制附子 1 两	山药 1 两	人参 5 钱
麸炒白术 5 钱	茯苓 5 钱	砂仁 2 钱	木香钱半
巴戟天 3 钱	薏苡仁 5 钱	炙甘草 3 钱	

金 运 方

岁金太过，燥气流行，肝木受邪。民病胁下少腹痛，目赤痛，眦疡，耳无所闻，体重烦冤，胸痛引背，两胁满且痛引少腹，甚而咳喘逆气，肩背痛，尻、阴、股、膝、髀、腨、胻、足皆痛，暴痛，胠胁不可反侧，咳逆甚而血溢。

坚成之纪，是为收引，暴折疡疰，喘喝，胸凭仰息。

金郁之发，天洁地明，民病咳逆，心胁满引少腹，善暴痛，不可反侧，咽干面尘，色恶。

麻杏折金汤

麻黄 3 钱	杏仁 4 钱	石膏 2 两	桑白皮 4 钱
白僵蚕 3 钱	紫苏子 3 钱	葶苈子 2 钱	僵蚕 3 钱
牛蒡子 3 钱	桔梗 2 钱	炙甘草 3 钱	

岁金不及，炎火乃行，民病肩背瞀重，鼽嚏，血便注下，头脑户痛，

延及囟顶，发热。

从革之纪，是为折收。病嚏咳喘鼽衄，邪伤肺也。

补肺降火汤

山药1两	人参5钱	百合5钱	麦冬4钱
川贝母3钱	半夏3钱	五味子3钱	枯黄芩3钱
灯芯1握	炙甘草3钱	粳米1捏	

水运方

岁水太过，寒气流行，邪害心火。民病身热烦心，躁悸，阴厥，下上中寒，谵妄心痛，甚则腹大，胫肿，咳喘，寝汗出，憎风，腹满，肠鸣，溏泄，食不化，渴而妄冒。

流衍之纪，是为封藏，漂泄沃涌，病胀。

水郁之发，阳气乃辟，民病寒客心痛，腰脽痛，大关节不利，屈伸不便，善厥逆，痞坚腹满。

武苓汤（真武五苓汤）

黑附子2两	肉桂5钱	白芍5钱	茯苓1两
白术1两	泽泻5钱	猪苓3钱	益母草3钱
车前子3钱	川牛膝15克	生姜2两	

岁水不及，湿乃大行。民病腹满，身重，濡泄，寒疡流水，腰股痛发，腘腨股膝不便，烦冤足痿清厥，脚下痛，甚则跗肿，面色时变，筋骨并辟，肉瞤瘛，目视𥆧𥆧，痛于心腹。

涸流之纪，是为反阳。病痿厥坚下，癃闭，邪伤肾也。

开源节流汤

制附子1两	川桂心3钱	熟地黄5钱	云茯苓3钱
白芍药5钱	山茱萸肉5钱	土白术1两	人参5钱
淮山药5钱	菟丝子3钱	炙甘草3钱	

六　气　方

巳亥之岁

厥阴司天，风淫所胜。民病胃脘当心而痛，上支两胁，膈咽不通，饮食不下，舌本强，食则呕，冷泄腹胀，溏泄瘕水闭，病本于脾。

厥阴在泉，风淫所胜。民病洒洒振寒，善伸数欠，心痛支满，两胁里急，饮食不下，膈咽不通，食则呕，腹胀善噫，得后与气，则快然如衰，身体皆重。

柴胡天麻桂枝汤

柴胡4钱	天麻4钱	桂枝3钱	酒川芎2钱
白术2钱	枳壳3钱	茯苓3钱	青皮钱半
川楝子钱半	半夏3钱	甘草2钱	

子午之岁

少阴司天，热淫所胜，民病胸中烦热，咽干，右胠满，皮肤痛，寒热咳喘，唾血血溢，鼽衄嚏呕，尿色变，甚则疮疡跗肿，肩背肩臑及缺盆中痛，心痛肺䐜，腹大满，膨膨而咳喘，病本于肺。

少阴在泉，热淫所胜。民病腹中常鸣，气上冲胸，喘不能久立，寒热皮肤痛，目瞑齿痛，𩓞颇肿，恶寒发热如疟，少腹中痛，腹大。

泻火保肺汤

大黄3钱	黄连3钱	栀子2钱	人参2钱
白术3钱	五味子1钱	百合2钱	淮山药5钱
麦冬钱半	甘草钱半	竹叶卷芯1钱	

丑未之岁

太阴司天，湿淫所胜。民病胕肿骨痛，阴痹，腰脊头项痛，时眩，大便难，饥不欲食，咳唾则有血，心如悬。病本于脾。

太阴在泉，湿淫所胜。民病饮积，心痛耳聋，浑浑焞焞，嗌肿喉痹，阴病血见，少腹痛肿，不得小便，病冲头痛，目似脱，项似拔，腰似折，髀不可以回，腘如结，腨如别。

新加苓桂术甘汤

茯苓1两	桂枝5钱	白术5钱	泽泻4钱
干姜4钱	人参4钱	藿香梗3钱	车前子3钱
厚朴3钱	枳实3钱	炙甘草2钱	

寅申之岁

少阳司天，火淫所胜。民病头痛，发热恶寒而疟，热上皮肤痛，色变黄赤，身面胕肿，腹满仰息，泄注赤白，疮疡，咳唾血，烦心，胸中热，甚则鼽衄。病本于肺。

少阳在泉，火淫所胜，民病注泄赤白，少腹痛，尿赤，甚则血便。

加减泻火保肺汤

大黄3钱	黄连3钱	黄芩3钱	栀子2钱
百合2钱	白芍3钱	五味子1钱	山药3钱
麦冬钱半	甘草钱半	竹叶卷芯1钱	

卯酉之岁

阳明司天，燥淫所胜。民病左胠胁痛，寒清于中，感而疟，咳，腹中鸣，泄注鹜溏，心胁暴痛，不可反侧，咽干面尘，腰痛，丈夫颓疝，妇人少腹痛，目昧眦疡疮痤痈，病本于肝。

阳明在泉，燥淫所胜。民病喜呕，呕有苦，善太息，心胁痛不能反侧，甚则咽干面尘，身无膏泽，足外反热。

白虎护肝汤

石膏2两	知母5钱	白芍5钱	柴胡3钱
枳实3钱	麦冬3钱	葳蕤3钱	沙参3钱
川芎2钱	当归钱半	炙甘草钱半	

辰戌之岁

太阳司天，寒淫所胜。民病血变于中，发为痈疡，厥心痛，呕血血泄，鼽衄，善悲，时眩仆，胸腹满，手热肘挛，腋肿，心澹澹大动，胸胁胃脘不安，面赤目黄，善噫，咽干，甚则色炱，渴而欲饮，病本于心。

太阳在泉，寒淫所胜，民病少腹控睾，引腰脊，上冲心痛血见，嗌痛颔肿。

新加泻心汤

大黄3钱	黄连3钱	黄芩3钱	牡丹皮2钱
丹参2钱	紫苏2钱	荆芥2钱	金银花2钱
连翘半钱	薄荷钱半	甘草2钱	

陈无择运气方

六　壬　年

发生之纪，岁木太过，风气流行，脾土受邪，民病飧泻，食减体重，烦怨肠鸣，胁支满，甚则忽忽善怒，眩冒癫疾，为金所复，则反胁痛而吐，甚则冲阳绝者死。

苓术汤：治脾胃感风，飧泻注下，肠鸣腹满，四肢重滞，忽忽善怒，眩冒颠晕，或左胁偏痛。

苓术汤

白茯苓	姜厚朴	焦白术	川青皮
淡干姜	清半夏	炙甘草	

上药各等份，挫散，每服4钱，水盏半，姜3片，枣2枚，煎7分，去渣，食前服之。

六　戊　年

赫曦之纪，岁火太过，炎暑流行，肺金受邪，民病疟，少气咳喘，血溢泄泻，嗌燥耳聋，中热，肩背热甚，胸中痛，胁支满，背髀并两臂痛，身热骨痛，而为浸淫，为水所复，则反谵妄狂越，咳喘息鸣，血溢泄泻不已，甚则太渊绝者死。

麦冬汤：治肺经受热，上气咳喘，咯血痰壅，嗌干耳聋，泄泻，胸胁满，痛连肩背，两臂膊痛，息高。

麦冬汤

麦冬	香白芷	清半夏	淡竹叶
炙甘草	钟乳粉	桑白皮	紫菀茸
好人参			

上药各等份，挫粉，每服 4 钱，水盏半，姜 2 片，枣 1 枚，煎 7 分，去渣，食前服。

六　甲　年

敦阜之纪，岁土太过，雨湿流行，肾水受邪，民病腹痛清厥，意不乐，体重烦冤，甚则肌肉痿，足痿不收，行善瘛，脚下痛，中满食减，四肢不举。为风所复，则反腹胀，溏泄肠鸣，甚则太溪绝者死。

附子山茱萸汤：治肾经受湿，腹痛寒厥，足痿不收，腰脽痛，行步艰难，甚则中满，食不下，或肠鸣溏泄。

附子山茱萸汤

炮附子 1 两	山茱萸 1 两	木瓜干半两	小乌梅半两
清半夏 3 分	肉豆蔻 3 分	公丁香 1 分	广藿香 1 分

上挫散，每服4钱，水盏半，姜7片，枣1枚，煎7分，去渣，食前服。

六　庚　年

坚成之纪，岁金太过，燥气流行，肝木受邪，民病胁及小腹痛，目赤胔痒，耳无闻，体重烦冤，胸痛引背，胁满引小腹，甚则喘咳逆气，背、肩、尻、阴、股、膝、髀、腨、胻、足痛。为火所复，则暴痛，胠胁不可反侧，咳逆，甚而血溢，太冲绝者死。

牛膝木瓜汤：治肝虚遇岁气，燥湿更胜，胁连小腹拘急疼痛，耳聋目赤，咳逆，肩背连尻、阴、股、膝、髀、腨、胻皆痛，悉主之。

牛膝木瓜汤

酒牛膝1两	干木瓜1两	炒杜仲（姜制）3分
白芍药3分	枸杞子3分	黄松节3分
菟丝子（酒浸）3分	明天麻3分	炙甘草半两

上挫散，每服4钱，水盏半，姜3片，枣1枚，煎7分，去渣，食前服。

六　丙　年

流衍之纪，岁水太过，寒气流行，邪害心火，民病身热烦心，躁悸阴厥，上下中寒，谵妄心痛，甚则腹大，胫肿喘咳，寝汗憎风。为土所复，则反腹痛，肠鸣溏泄，食不化，渴而妄冒，甚则神门绝者死。

川连茯苓汤：治心虚为寒冷所中，身热心躁，手足反寒，心腹肿病，喘咳自汗，甚则大肠便血。

川连茯苓汤		
黄连1两	茯苓1两	麦冬（去心）半两
炙甘草1分	通草半两	远志（去心，姜汁制，炒）半两
清半夏1分	黄芩1分	车前子（炒）半两

上挫散，每服4钱，水盏半，姜7片，枣1枚，煎7分，去渣，食前服。

六 丁 年

委和之纪，岁木不及，燥乃盛行，民病中满，胠胁小腹痛，肠鸣溏泄。为火所复，则反寒热，疮疡痤痱痈肿，咳而鼽。

苁蓉牛膝汤：治肝虚为燥热所伤，胠胁并小腹痛，肠鸣溏泄，或发热，遍体疮疡，咳嗽支满，鼻鼽。

苁蓉牛膝汤			
酒苁蓉	酒牛膝	木瓜干	白芍药
熟地黄	当归	炙甘草	

上药各等份，挫散，每服4钱，水盏半，姜3片，乌梅半个，煎7分，去渣，食前服。筋痿脚弱，镑鹿角屑同煎。

六　癸　年

伏明之纪，岁火不及，寒乃盛行，民病胸痛，胁支满，膺背肩甲，两臂内痛，郁冒，蒙昧，心痛暴喑，甚则屈不能伸，髋髀如别。为土所复，则反鹜溏，食饮不下，寒中肠鸣，泄注腹痛，暴挛痿痹，足不任身。

黄芪茯神汤：治心虚挟寒，心胸中痛，两胁连肩背，支满噎塞，郁冒蒙昧，髋髀挛痛，不能屈伸，或下利溏泄，饮食不进，腹痛，手足痿痹，不能任身。

黄芪茯神汤

黄芪　　茯神　　远志（去心，姜汁腌，炒）　　紫河车

炒枣仁

上药各等份，挫散，每服4钱，水盏半，姜3片，枣1枚，煎7分，去渣，食前服。

六　己　年

卑监之纪，岁土不及，风气盛行，民病飧泻霍乱，体重腹痛，筋骨繇并，肌肉瞤酸，善怒。为金所复，则反胸胁暴痛，下引小腹，善太息，气客于脾，食少失味。

白术厚朴汤：治脾虚风冷所伤，心腹胀满疼痛，四肢筋骨重弱，肌肉瞤动酸厮，善怒，霍乱吐泻，或胸胁暴痛，下引少腹，善太息，食少失味。

白术厚朴汤			
白术3两	姜厚朴3两	清半夏3两	桂心3两
青皮3两	藿香3两	炮干姜半两	炙甘草半两

上挫散，每服4钱，水盏半，姜3片，枣1枚，煎7分，去渣，食前服。

六 乙 年

从革之纪，岁金不及，炎火盛行，民病肩背瞀重，鼽嚏，血便注下。为水所复，则反头脑户痛，延及囟顶，发热，口疮，心痛。

紫菀汤：治肺虚感热，咳嗽喘满，自汗衄血，肩背瞀重，血便注下，或脑户连囟顶痛，发热，口疮，心痛。

紫菀汤			
紫菀茸	白芷	人参	炙甘草
黄芪	地骨皮	杏仁（去皮尖）	炙桑白皮

上药各等份，挫散，每服4钱，水盏半，枣1枚，姜3片，煎7分，去渣，食前服。

六 辛 年

涸流之纪，岁水不及，湿乃盛行，民病肿满身重，濡泄寒疡，腰、腘、腨、股、膝痛不便，烦怨足痿，清厥，脚下痛，甚则跗肿，肾气不行。为木所复，则反面色时变，筋骨并辟，肉瞤瘛，目视䀮䀮，肌肉胗发，气并膈中，痛于心腹。

五味子汤：治肾虚坐卧湿地，腰膝重着疼痛，腹胀满，濡泄无度，步行艰难，足痿清厥，甚则浮肿，面色不常。或筋骨并辟，目视䀮䀮，膈中咽痛。

五味子汤			
五味子	炮附子	巴戟天（去心，酥炙）	鹿茸（酥炙）
山茱萸	熟地黄	炒杜仲	

上药各等份，挫散，每服 4 钱，水盏半，姜 7 片，盐少许，煎 7 分，去渣，食前服。

辰戌之年

太阳寒水司天，太阴湿土在泉，凡辰戌年病，治用甘温以平水，酸苦以补火，抑其运气，扶其不胜。

静顺汤：治身热头痛，呕吐，气郁中满，瞀闷少气，足痿，注下赤白，肌腠疮疡，发为痈疽。

静顺汤			
白茯苓 1 两	木瓜干 1 两	炮附子 3 分	酒牛膝 3 分
防风半两	炮诃子半两	炙甘草半两	炮干姜半两

上挫散，每服4钱，水盏半，煎7分，去渣，食前服。

凡辰戌之年，大寒至春分，宜去附子，加枸杞半两；春分至小满，依原方并加枸杞；小满至大暑，去附子、木瓜、干姜，加人参、枸杞、地榆、白芷、生姜各3分；大暑至秋分，依原方加石榴皮半两；秋分至小雪，依原方；小雪至大寒，去牛膝，加当归、芍药、炒阿胶各3分。

卯酉之岁

阳明燥金司天，少阴君火在泉，卯酉年病，治宜咸寒以抑火，辛甘以助金，汗之，清之，散之，安其运气。

审平汤：治中热，面浮鼻鼽，小便赤黄，甚则淋，或疠气行，善暴仆，振栗谵妄，寒疟，痈肿，便血。

审平汤

姜炒远志（去心）1两	紫檀香1两	天门冬（去心）3分
山茱萸3分	白术半两	白芍药半两
炙甘草半两	生姜半两	

上挫散，每服4钱，水盏半，煎7分，去渣，食前服。

凡卯酉年，自大寒至春分，加白茯苓、清半夏、紫苏、生姜各半两；春分至小满，加元参、白薇各半两；小满至大暑，去远志、山茱萸、白术，加丹参、泽泻各半两；大暑至秋分，去远志、白术，加酸枣仁、车前子各半两；秋分至大寒，皆依原方。

寅申之岁

少阳相火司天，厥阴风木在泉，寅申年病，治宜咸寒平其上，辛温治其内，宜酸渗之，泄之，渍之，发之。

升明汤：病气郁热蒸，血溢目赤，咳逆头痛，胁痛呕吐，胸臆不利，聋，瞑，渴，身重心痛，阳气不藏，疮疡烦躁。

升明汤

紫檀香	车前子（炒）	青皮	清半夏
酸枣仁	蔷薇	生姜	炙甘草

上诸味各半两，挫散，每服4钱，水盏半，煎7分，去渣，食前服。

凡寅申之岁，自大寒至春分，加白薇、玄参各半两；春分至小满，加丁香1钱；小满至大暑，加漏芦、升麻、赤芍各半两；大暑至秋分，加茯苓半两；秋分至小雪，依原方；小雪至大寒，加五味子半两。

丑未之岁

太阴湿土司天，太阳寒水在泉，丑未年病，治宜酸味平其上，甘温治其下，以苦燥之、温之，甚则发之、泄之，赞其阳火，令御其寒。

备化汤：关节不利，筋脉拘急，身重痿弱，或瘟疠盛行，远近咸若，或胸腹满懑，甚则浮肿，寒疟血溢，腰脽痛。

备化汤

木瓜1两	茯神（去木）1两	酒牛膝3分	炮附子3分

熟地黄半两	覆盆子半两	甘草1分	生姜3分

上挫散，每服4钱，水盏半，煎7分，去渣，食前服。

凡丑未之岁，大寒至春分依原方；春分至小满，去附子，加天麻、防风各半两；小满至大暑，加泽泻3分；自大暑直至大寒，皆依原方。

子午之岁

少阴君火司天，阳明燥金在泉，子午年病，治宜咸味平其上，苦热治其内，咸以软之，苦以发之，酸以收之。

正阳汤：凡病者关节禁锢，腰痛，气郁热，小便淋，目赤心痛，寒热更作，咳喘，或鼻鼽，嗌咽吐饮，黄瘅，喘，甚则连小腹而作寒中，悉主之。

正阳汤

白薇	玄参	川芎	炙桑白皮
当归	芍药	旋覆花	炙甘草
生姜			

上诸味各半两，挫散，每服4钱，水盏半，煎7分，去渣，食前服。

凡子午之岁，大寒至春分，加杏仁、升麻各半两；春分至小满，加茯苓、车前子各半两；小满至大暑，加杏仁、麻仁各1分；大暑至秋分，加荆芥、茵陈各1分；秋分至小雪，依原方；小雪至大寒，加紫苏子半两。

巳亥之岁

厥阴风木司天，少阳相火在泉，巳亥年病，治宜辛凉平其上，咸寒调其下，畏火之气，无妄犯之。

敷和汤：病中热，而右胁下寒，耳鸣，泪出，掉眩，燥湿相搏，民病黄瘅，浮肿，时作温疠。

敷和汤

清半夏	枣子	五味子	炒枳实
茯苓	炮诃子	炮干姜	橘皮
炙甘草			

上诸味各半两，挫散，每服 4 钱，水盏半，煎 7 分，去渣，食前服。

凡巳亥之年，自大寒至春分，加鼠黏子 1 分；春分至小满，加去心麦冬、山药各 1 分；小满至大暑，加紫菀 1 分；大暑至秋分，加泽泻、栀子仁各 1 分；秋分至大寒，皆依原方。

临证医案之妇人门

不　孕

[病例 1] 郭某，女，1981 年 6 月（辛酉三之气）生，2007 年 10 月 16 日（丁亥五之气）初诊。

形瘦体弱（身高 164 厘米，体重 43 千克），面色蜡黄，肌肤憔悴，畏寒怕冷，经水极少，每潮一天多则两天，色淡如洗肉水，常短气乏力，婚后三年不孕。脉沉细，两尺几无，此先天元阳不足，后天气血不滋，原属清寒之体，土无生化之力，何以坐胎？拟方抚土备化汤加减：

黑附子 30 克　淡干姜 15 克　淫羊藿 15 克　高丽参（另炖兑服）10 克　焦白术 10 克　炒白芍 10 克　云茯苓 10 克　炙黄芪 10 克　嫩鹿茸（另炖兑服）10 克　全当归 10 克　大熟地黄 10 克　春砂仁 6 克　炙甘草 10 克

三十剂，水煎日二空腹。

11 月 21 日二诊：精神见好，畏寒减轻，面色隐约微显红润，脉仍沉细无力，尺部脉见，守方续服一月。

12 月 25 日三诊：此次经水增多，经期五天，色鲜红，肌肤荣润，面色转佳，尺脉沉细缓柔，饮食宜增，体重较前增加 4 千克，仍守原方再服一月。

次年2月27日四诊：三诊后自觉一切如常人，体重增至53千克，畏寒疲乏皆去，精力充沛，春节走亲串友，异常惬意，然本月月经当至而未至，故又来诊。六脉缓和有力，而两寸独显跃跃滑利，显然孕脉上手，可喜可贺，何病之有？嘱谨慎调养，是年11月产一男婴。

[病例2]张某，女，1983年11月18（癸亥终之气）出生，2007年12月31日（丁亥终之气）初诊。

婚后三年不孕，六脉沉细弦涩，舌淡红，面晦无泽，经少色淡如水，饮食少进，脘痞时呃。此气血不足，冲任空虚，肝郁不达，脾虚胃逆，拟方柴胡四逆汤加减：

醋柴胡9克　炒枳壳9克　炒白芍10克　云茯苓10克　红山参10克　焦白术10克　酒川芎9克　姜半夏15克　春砂仁10克　广陈皮9克　炙甘草9克　生姜3片，大枣5枚

水煎服，十剂。

2月3日二诊：经水较前增多，色鲜红，饮食亦增，脉沉细有力，原方续服一月而妊，年底生一女孩。

[病例3]赵某，女，1973年9月15日（癸丑五之气）出生，2007年11月27日（丁亥终之气）初诊。

月经不调，或前或后，或数月一至，或一月两至，结婚二年未孕，经中西医多人治疗无效，此次月经已三月未潮。脉沉弦细涩，舌暗红，面色郁暗，神情抑郁，此木郁克土，肝脾失调，拟方柴胡四逆汤加减：

醋柴胡10克　炒枳壳10克　炒白芍10克　全当归15克　酒川芎10克　云茯苓10克　焦白术10克　粉丹皮9克　焦山栀9克　炙甘草

9克　苏薄荷（后下）10克　生姜3片，大枣5枚

水煎日二空腹服。

次年1月12日二诊：服药至第七剂，经水来潮，量少，色红。脉沉细弱涩，两尺不至，肝肾不足，中土不化，血海空虚，拟方抚土备化汤加减：

黑附子30克　淡干姜15克　车前子15克　淫羊藿15克　熟地黄30克　炒白芍20克　全当归20克　红山参20克　焦白术20克　云茯苓30克　炙黄芪30克　阿胶15克　炙甘草10克　生姜3片　大枣5枚

三十剂。

3月14日三诊：上月经来，量较多，经期一周，本月月经当至未至，身困倦嗜睡，饮食不香，诊脉六部滑利，而独寸为大，此乃喜脉，非病，疏方：

明党参9克　焦白术9克　云茯苓15克　广陈皮6克　春砂仁6克　条黄芩9克　炙甘草9克　生姜1片　大枣3枚

五剂。当年腊月产一女孩。

[病例4] 马某，1985年2月22日（乙丑初之气）出生，2008年6月7日（戊子三之气）诊。

结婚二年未孕。脉沉弦，易生气，月经不调，或超前，或衍后，胸胁满涨。欲孕子，先调经，拟方柴胡四逆汤加减：

醋柴胡9克　炒枳壳9克　广佛手9克　细生地黄10克　全当归9克　炒白芍9克　酒川芎6克　醋香附9克　云茯苓15克　焦白术6克

炙甘草9克

[病例5]马某，女，1981年10月（乙酉五之气）出生，2009年3月30日（己丑二之气）初诊。

婚后年不孕，闻其妹妹经余调治而孕，故来求子。六脉沉细而数，自觉身热而体温不高，口舌干燥而不欲饮水，面色嫩红，月经数月一至，或一月数至，经量稀少。阴虚火旺，血海枯涸，拟方二地汤加减：

细生地黄30克　熟地黄30克　地骨皮30克　淮山药15克　粉丹皮9克　全当归15克　生白芍15克　川黄柏15克　银柴胡15克　醋香附10克　炙甘草10克

5月11日二诊：守方服用一月，身热、心烦、口干已去，此次经量较前增多，色鲜红。嘱照方续服二至三月。

2009年中秋来告，已孕二月矣。

[病例6]赵某，女，1983年12月（癸亥终之气）出生，2010年7月10（庚寅四之气）诊。

连怀两胎，至怀孕四个月时，均因某医院妇科检查确诊为“胎儿不发育”而终止妊娠，此次怀孕亦四月有余，再往该医院检查，仍被确诊为“胎儿不发育”，让做流产术，经人介绍来诊。形体瘦小，肌肤不泽，脉沉细滑有力，胎气振振，舌正红，苔薄白，胎儿正常，非不发育，缘其肝强脾弱，气血生化不足而已。抑木抚土，滋养阴血即可，柴胡四逆、抚土备化，拟方合参加减：

醋柴胡10克　炒枳壳9克　酒川芎9克　小乌梅15克　生白芍30克　条黄芩9克　焦白术15克　明党参15克　全当归10克　大熟地

黄 10 克　菟丝子 15 克　桑寄生 15 克　炙甘草 10 克　生姜 3 片　大枣 10 枚

每日一剂连服二月再议。

9 月 21 日，孕已七月有余，腹已隆大，面色红润，肤色明润，脉滑大有力，舌红苔白，一切安好，嘱原方一周二剂，再与一月。

次年正月，抱一男孩来谢，曰去年十一月生产，产时儿重八斤四两。

[病例 7] 陈某，女，1984 年 11 月（己丑终之气）出生，2011 年 6 月 11 日（辛卯三之气）诊。

2007 年结婚，未采取任何避孕措施，婚后 4 年未孕。曾经某医院检查诊断，曰排卵障碍、卵子发育不良、卵泡壁厚不破等，予以调治 1 年余而仍未孕。诊脉弦细沉迟，月候不调 3 年，或 2 个月一至，或 3 个月一至，经期 3 天即已，量少色淡，经行则小腹抽痛，手足厥冷，夏天也不温，胸怀抑郁，常欲啼哭。湿土壅塞，寒水加临，肝脉冲任，一片寒湿，加之肝郁气滞，血脉不和，欲得有子，须先调经，温散寒湿，疏肝解郁。拟方疏土运阜汤合乌梅柴胡汤加减：

云茯苓 15 克　川厚朴 9 克　川桂心 9 克　姜半夏 10 克　南吴茱萸 10 克　炒苍术 9 克　醋柴胡 10 克　醋乌梅 30 克　全当归 30 克　辽细辛 10 克　炒枳实 9 克　炒莱菔子 9 克　炒白芍 10 克　生姜 5 片　大枣 12 枚

此方进退 35 剂后，月经来潮，经行 4 天，腹痛大减，经量较以往稍多。又照方加减调理，55 剂，月经当至而未至，10 月 13 日因恶心呕吐，不能饮食来诊，经妊娠试验，竟已怀孕。乃疏方小半夏加茯苓汤加竹茹、藿香，服 6 剂后，呕止能食，嘱静养，至 2012 年 9 月，产一男婴。

[病例8]左某，女，1977年5月（丁巳三之气）出生，2010年8月11日（庚寅终之气）诊。

2006年结婚，次年小产，之后至今未孕。脉沉细弦涩，舌边青淡，苔白腻，手足厥冷，常觉小腹寒冷抽搐，经行腹痛，月经量少，色黑。冲任虚寒，肝虚血瘀。拟方当归四逆汤加减：

全当归15克　酒川芎10克　炒白芍10克　荆赤芍10克　川桂枝10克　吴茱萸15克　粉丹皮9克　黑附子30克　辽细辛10克　醋元胡10克　炙甘草20克　生姜5片　大枣10枚

水煎，每日2次，空腹温服。15剂。

9月8日月经来潮而腹竟未痛，小腹冷抽大减，手足亦见温，脉仍沉弦，但已不涩，舌边稍转红润。原方更加熟地黄30克，去赤芍，嘱服1个月。

10月6日再诊，云月经如常而至，小腹亦舒，但两脚仍感寒冷，脉沉弦迟，无力，原方附子改为50克，桂枝易桂心为15克，去醋元胡，加菟丝子30克，嘱照此方长服之。至2012年9月10日，抱一男孩来告曰：服所赐方药大约百十余剂，于2011年10月而孕，生此男孩。

经行腹痛

[病例1]段某，女，1981年9月（辛酉五之气）生，2007年7月31日（丁亥四之气）初诊。

经期延后，经至腹痛，痛如刺，拒按，痛甚则呕吐，脉沉弦涩而有力，舌下紫珠磊磊，拟以桃核承气汤加减：

桃仁霜15克　酒大黄10克　川桂枝12克　荆赤芍15克　炙水蛭9

克　醋延胡索10克　炙甘草10克

于经来前一周开始服药，服至经至。

8月29日二诊：初诊时距经潮约十日，回家即服药七剂，8月22日经至，下血块甚多，色紫黑，虽仍腹痛，但已可忍，守原方在于下次经前服七剂。

10月7日三诊：此次服药后，下血块不多，腹痛大减，近乎正常来经，脉已不弦不涩，处方如下：

桃仁9克　川桂枝9克　赤、白芍各10克　全当归10克　酒川芎9克　细生地黄10克　醋香附9克　台乌药9克　醋柴胡9克　炙甘草10克　生姜5片　红糖30克

煎服八剂。此后未再经痛，次年8月产一男婴。

[病例2]王某，女，1981年10月5日（辛酉五之气）出生，2008年2月27日（戊子初之气）初诊。

自月经初潮至今，月经将来腹先痛，痛至月经结束方止，西医诊断为“子宫内膜异位”，诸治不效。刻诊：六脉沉小迟涩，舌红而郁暗，手足四季不温，喜暖怕凉，经量甚少，色黑挟块，满小腹具有压痛。此阳虚寒阻，血瘀胞宫，拟方仲师当归四逆与温经汤加减：

全当归15克　辽细辛9克　白通草10克　川桂枝15克　荆赤芍15克　酒川芎9克　吴茱萸10克　黑附子15克　炮干姜10克　炒桃仁15克　当归尾10克　西红花6克　炙甘草10克　生姜5大片　大枣10枚

水煎日三服。七剂。

3月8日二诊：脉仍沉细迟涩，畏寒喜暖，本月月经尚未至，守方续服七剂。

3月24日三诊：3月14日经水来潮，3月21日结束。经期腹痛较以前明显减轻，手足觉温，不似先前怕冷。脉沉细，舌正红，小腹压痛已不明显。

全当归10克　辽细辛6克　白通草10克　川桂枝10克　荆赤芍9克　酒川芎9克　黑附子15克　炮干姜10克　炒桃仁10克　西红花3克　炙甘草10克　生姜5大片　大枣10枚

水煎日三服。十剂，嘱下次月经前一周来诊。

4月12日四诊：脉沉微弦，手足已温，无畏寒怕冷感，守3月14日方进服七剂。是年8月15来谢曰：十数年之苦痛已去无影。

[病例3]张某，女，1980年1月18日（庚申初之气）出生，2008年3月27日（戊子二之气）诊。

自去年5月始，月经将至，先小腹疼痛，胸胁胀满，经量少，色黑，夹块。脉弦涩，拟方柴胡四逆汤加减：

醋柴胡12克　炒枳壳10克　荆赤芍10克　全当归15克　生、熟地黄各10克　酒川芎10克　炒桃仁10克　西红花6克　醋香附10克　炙甘草10克　生姜3片　红糖30克

[病例4]冯某，女，1983年3月10日（癸亥五之气）出生，2012年11月9日（壬辰终之气）诊。

自去年九月，经期遇事不顺，遂发生小腹胀痛，经后仍隐隐而痛，曾经妇科治疗半年。刻下月经甫过一周，小腹隐痛不舒，头晕，声音嘶哑，咽喉干痛，乏力身软。脉沉弦而弱涩，舌暗红，苔白。肝气郁结，血虚火焰，虚中挟瘀，拟方柴胡四逆汤加减：

醋柴胡 10 克　条黄芩 9 克　姜半夏 9 克　炒枳实 9 克　全当归 15 克　白芍 10 克　酒川芎 9 克　化青皮 9 克　云茯苓 30 克　醋延胡索 10 克　川楝子 9 克　玄参 10 克　生甘草 9 克

[病例 5] 杨某，女，1978 年 6 月（戊午三之气）出生，2008 年 6 月 10 日（戊子三之气）诊。

脐周疼痛，经期痛甚，带下多，色微黄，阴门瘙痒。脉沉弦数，舌红苔黄，肝经湿热下注冲脉，血瘀不行，拟方柴胡四逆加减：

醋柴胡 15 克　炒枳壳 15 克　酒大黄 10 克　川黄柏 15 克　龙胆草 10 克　淮山药 30 克　焦白术 15 克　炒白果 15 克　海螵蛸 15 克　川楝子 10 克　金铃子 10 克　醋香附 9 克　炙甘草 9 克

[病例 6] 张某，女，1987 年 3 月（丁卯二之气）出生，2009 年 1 月 9 日（戊子终之气）诊。

月经初潮时，即先小腹拘挛疼痛，一天或半天后经至，初至黑块，后方正红色，调治未愈，至今已七八年。脉沉迟弦涩，面色苍白，小腹寒冷，经前唇周、两颊出疮疹。此寒阻冲脉，血瘀胞宫，拟方温经汤加减：

吴茱萸 15 克　当归尾 30 克　辽细辛 10 克　川桂心 10 克　黑附子 15 克　荆赤芍 15 克　西红花 9 克　桃仁泥 15 克　酒川芎 10 克　醋延胡索 10 克　炙甘草 10 克　生姜 5 片　大枣 10 枚

月经超前

[病例]许某，女，1968年2月13日（戊申初之气）出生，2007年12月22日（丁亥终之气）初诊。

经期超前半年，西药治疗无效。脉弦数，舌深红，心烦易怒，大便干燥，面色红赤，拟方新加泻心汤加减：

生大黄15克　川黄连10克　条黄芩10克　粉丹皮10克　血丹参15克　焦山栀9克　细生地黄15克　龙胆草10克　醋柴胡9克　全当归10克　连翘壳15克　生甘草9克

七剂。

次年1月5日二诊：心烦解，便已润带下黄稠，原方去连翘、生地黄，加土茯苓30克，川黄柏15克，七剂。

次年1月19日三诊：月经以期而至，带下亦少，脉已不数，嘱下次经来前一周再照方服七剂。

月经延后

[病例1]娄某，女，1973年2月13日（癸丑初之气）出生，2008年2月16日（戊子初之气）初诊。

月经延期，数月未至。刻诊：面色蜡黄，舌淡苔白，脉细弱，胸胁胀满，食少口淡，肝郁脾虚，气血亏损。拟方柴胡四逆与抚土备化汤加减：

醋柴胡10克　炒枳壳9克　炒白芍10克　全当归10克　黑附子15克　淡干姜10克　川牛膝15克　巴戟天9克　淮山药10克　焦白术10

克　太子参 10 克　西红花 6 克　炙甘草 10 克　生姜 3 片，大枣 5 枚。

七剂。

2 月 24 日二诊：服药五剂后，经水来潮，但量少色黑，仅三天即止。守方续服七剂。

3 月 15 三诊：脉弦数，口苦，时而潮热，上方加川黄柏 10 克，去西红花，七剂。

4 月 1 日四诊：3 月 27 经水来潮，色黑质稀量仍少，三天即已，诊脉细弱，面色、肌肤色仍发黄不华。拟方如下：

醋柴胡 10 克　炒枳壳 9 克　炒白芍 10 克　大熟地黄 10 克　全当归 10 克　淮山药 30 克　巴戟天 10 克　川牛膝 15 克　桂圆肉 10 克　阿井胶（烊）10 克　炙黄芪 30 克　广陈皮 9 克　炙甘草 10 克　生姜 3 片　大枣 10 枚

嘱服十至二十剂。

[病例 2] 马某，女，1975 年 9 月 8 日（乙卯五之气）出生，2008 年 2 月 23（戊子初之气）诊。

月经延期二月未至，小腹冷痛，脉沉弦涩，面唇青黑，寒阻血瘀，拟方当归四逆汤加减：

全当归 30 克　辽细辛 10 克　川桂枝 15 克　荆赤芍 10 克　酒川芎 9 克　黑附子 15 克　紫官桂 15 克　炮干姜 10 克　生蒲黄 9 克　云茯苓 15 克　西红花 6 克　白通草 15 克　炙甘草 10 克

五剂经至。

［病例 3］拜某，女，1987 年 9 月 16 日（丁卯五之气）出生，2008 年 5 月 27 日（戊子三之气）诊。

月经衍后年余，每次必须注射黄体酮方至。形体肥盛，面色青暗，手足四季不温，脉沉迟涩，舌质暗红，舌苔白滑，寒湿痰浊阻于胞宫，拟方当归四逆汤加减：

全当归 30 克　辽细辛 15 克　川桂心 15 克　荆赤芍 15 克　云茯苓 30 克　粉丹皮 9 克　酒川芎 9 克　姜半夏 10 克　广陈皮 9 克　桃仁泥 15 克　西红花 9 克　白通草 10 克　炙甘草 9 克　生姜 5 片　大枣 10 枚

月经前后无定期

［病例 1］史某，女，1979 年 10 月（己未五之气）出生，2008 年 6 月 17 日（戊子三之气）诊。

一年来，月经或提前半月而至，或推后十数日方至，月经量或多或少，重甲黑色瘀块，经期或至八九天方已，或至二三即净。刻诊，面色郁暗，眼睑下有褐色斑片，胸胁时有胀满，舌暗红，苔白腻，脉沉弦细涩。肝郁气结，冲脉失调，拟方柴胡四逆汤加减：

醋柴胡 10 克　太子参 10 克　炒枳壳 10 克　炒白芍 10 克　炒川楝子 9 克　化青皮 9 克　姜半夏 10 克　云茯苓 30 克　焦白术 10 克　全当归 10 克　酒川芎 9 克　西红花 6 克　炙甘草 9 克

［病例 2］陈某，女，1983 年 5 月（癸亥三之气）出生，2008 年 9 月 11 日（戊子五之气）诊。

半年来，月经忽前忽后，经量忽多忽少，色黑，挟块，经行小腹微有胀痛。脉沉弦，舌暗红。肝脾失调，气血郁阻，拟方柴胡四逆汤加减：

醋柴胡 10 克　炒枳实 9 克　花青皮 9 克　赤芍药 10 克　全当归 9 克　细生地黄 10 克　炒川楝 10 克　血丹参 30 克　炒桃仁 9 克　云茯苓 15 克　焦白术 10 克　台乌药 9 克　炙甘草 9 克

[病例 3] 裴某，女，1967 年 11 月（丁未终之气）出生，2009 年 1 月 15 日（戊子终之气）诊。

经水或超前，或延后，已五月矣。经量少，色黑，两腿酸软，口苦口干，心急躁，易发怒，大便干燥难解，两胁、乳房及小腹发胀。脉弦数，两尺细弱，舌暗红，面憔悴。血海空虚，肝火郁勃，拟方柴胡四逆汤加减：

醋柴胡 10 克　条黄芩 10 克　炒川楝 10 克　酒大黄 10 克　炒山栀 9 克　小青皮 9 克　云茯苓 15 克　生白芍 10 克　全当归 10 克　酒川芎 6 克　阿胶 10 克　苏薄荷 9 克　生甘草 9 克

守此方加减进退，至 30 日，经期匀调，经量增多。余证亦去。

[病例 4] 李某，女，1983 年 8 月（癸亥四之气）出生，2009 年 10 月 29 日（己丑五之气）诊。

月经或前或后无定期，有两月一至者，有一月两至者，经始腹痛，经来痛已，数用西药黄体酮等调治近一年。刻下神情抑郁，面色郁暗，脉沉弦涩，舌下紫珠散见。肝脾失调，气滞血瘀，拟方桃核承气汤与柴胡四逆汤加减：

炒桃仁 30 克　酒大黄 10 克　川桂枝 15 克　醋柴胡 12 克　炒枳壳

12克　全当归20克　酒川芎10克　荆赤芍20克　台乌药10克　紫苏梗10克　云茯苓15克　玄明粉3克　草红花15克　生姜5片　红糖30克

水煎日三服。

室女经闭

［病例］邓某，女，1989年3月（己巳二之气）出生，2009年11月23日（己丑终之气）诊。

16岁时月经初潮，以年后月经再潮，之后月经又不至，曾用黄体酮治疗，用药后经至，不用则不至。脉沉迟而涩，形瘦肤黑而甲错，面无光泽，此血虚夹瘀，冲任不通，宜温经汤养血活血，温通冲任。拟方如下：

南吴茱萸15克　川桂枝10克　赤、白芍各10克　全当归10克　酒川芎9克　粉丹皮10克　麦冬15克　红山参10克　醋香附9克　炙甘草10克　姜半夏10克　生姜3片　大枣10枚

水煎服日二服。

少妇绝经

［病例］吴某，女，1984年5月（甲子三之气）出生，2009年9月20日（己丑五之气）诊。

月经初潮时即无准信，后常二、三年无经来潮，婚后一年无经无子。六脉沉涩而有力，面色燥黑无华，性情急躁，此少妇之绝经，皆因肝气郁结，

血气不充，大宜疏肝解郁，溢血通经。拟方柴胡四逆汤：

醋柴胡 30 克　生枳壳 15 克　醋香附 15 克　荆赤芍 10 克　焦栀子 9 克　炒川楝 10 克　细生地黄 30 克　全当归 30 克　炒桃仁 15 克　草红花 15 克　化青皮 10 克　云茯苓 10 克　生甘草 10 克　生姜 5 片　红糖 30 克

9 月 28 日二诊：药后五天，腹痛，腹中辘辘作声，大便变稀，时如泻，问药还可服否？诊脉依然沉涩有力，嘱照方继服五剂，10 月 8 日月经至，色如紫漆，夹有黑色血块甚多。后服柴胡四物十数剂，经调有信，翌年 7 月怀子。

经尽再至

[病例]杨某，女，1972 年 9 月（壬子五之气）出生，2009 年 4 月 23 日（己丑二之气）诊。

本月月经方已三日，又复再潮，量不多，色淡红，小腹酸困不舒，淋漓已十数日，心悸、身乏、头昏，脉沉细无力，脾虚不摄，统血失司。拟方黄土汤加减：

川桂枝 10 克　炒芍药 15 克　炙甘草 30 克　地黄炭 15 克　土白术 15 克　明党参 15 克　黑附子 30 克　炒黄芩 15 克　炒白芍 10 克　蒲黄炭 10 克　云茯苓 15 克　川干姜 10 克　灶中黄土 500 克　生姜 5 片　大枣 10 枚

中年血崩

［病例］祁某，女，1962年7月（壬寅四之气）出生，2009年10月11日（己丑终之气）诊。

前半年，曾发生阴道大量出血，势如溃堤，经西医止血治疗而愈，半月前又复发如初，西医复用前法，虽近一周，而血仍不止。患者虽久日大量出血，而面色潮红如醉，舌红赤，苔黄燥厚，六脉沉而实大有力，大便数日未解，小便黄赤。此名血崩，乃肝脾郁火，不统不藏，拟方仲景黄土汤、三黄泻心汤加味：

淡干姜10克　黑附子15克　焦白术30克　大黄30克　黄芩30克　黄连30克　生地榆20克　生地炭30克　川断炭20克　荆芥炭20克

以伏龙肝500克煎汤代水煎药。

10月22日二诊：服药三剂后出血渐少，五剂后出血已住，复服五剂，病已痊安。诊脉沉细而静，重取无力，心慌气短，乏力懒动，气血大亏，补不容缓，拟方抚土备化汤加减：

黑附子30克　淡干姜15克　炙黄芪30克　淮山药30克　焦白术15克　老山参15克　炒杜仲10克　全当归10克　炒白芍10克　阿井胶10克　巴戟天10克　云茯苓15克　炙甘草10克　生姜5片　大枣10枚

经少肢厥

［病例］郭某，女，1978年9月（戊午四之气）出生，2009年6月

14日（己丑三之气）诊。

27岁时，月经突然锐减，经期由原来6～7日，减至不及三日，且量也不及原来三分之一，曾经妇科治疗，服用雌激素类药，量虽有增，但仍为每次2～3天，近一年来，量也不多，且增两下肢水肿，手足发冷。

面少血色，畏寒怕冷，手足厥逆，两小腿浮肿，按之凹陷不起，脉沉迟涩，舌淡红，苔薄白润，少阴真阳衰弱，水不化气，精不化血，拟方附子汤合当归四逆汤加味：

黑附子80克　炒白芍30克　云茯苓30克　焦白术20克　生黄芪30克　全当归10克　川桂枝15克　川牛膝15克　益母草15克　辽细辛15克　白通草15克　木防己10克　生姜60克　大枣5枚

6月24日二诊：服药十剂后，畏寒、厥、肿皆去，6月5日上次月经结束，经情如何，尚未可知，守原方续服20剂。

7月22日三诊：今次月经来潮经期五天，经量增多，四黑红，有小瘀块，甚喜，欲守方再服。

热入血室

［病例］张某，女，1987年8月19日（丁卯四之气）出生，2008年1月12日（丁亥终之气）诊。

月经方来，又遇感冒，经水断断续续，15天不能结束，小腹胀痛，脉弦滑，舌边红赤，属热入血室。拟方柴胡四逆汤加减：

醋柴胡10克　黄芩炭10克　全当归10克　炒白芍15克　云茯苓10克　焦白术10克　丹皮炭10克　栀子炭10克　阿胶珠（烊）10克

炙甘草 9 克

水煎服，三剂经止。

带　下

[病例 1] 赵某，女，1977 年 11 月 12 日（丁巳终之气）出生，2008 年 3 月 9 日诊。

带下淋漓，有时如尿而至，色微发黄，以“霉菌性阴道炎”治疗近半年，时轻时重。其人素不信中医，其母力劝来诊。形体丰腴，面色晦暗多夹白斑，面容忧郁，舌淡，苔滑腻而黄，脉沉弦细数。脾虚肝郁，湿浊化热下注。拟方柴胡四逆汤、易黄汤加减：

软柴胡 10 克　炒枳壳 10 克　条黄芩 10 克　龙胆草 10 克　荆赤芍 15 克　焦白术 30 克　炒白术 30 克　川黄柏 15 克　炒山药 30 克　炒芡实 30 克　车前子（包）10 克　炒白果 15 克　炙甘草 10 克

七剂。

3 月 20 日二诊：服药三剂带下减少，七剂后带下已无，以为痊愈。近两天与夫怄气，今晨似又有些许带浊渗下。脉仍沉细弦数，苔尚滑腻，原方去胆草、黄柏，再服七剂。

[病例 2] 王某，女，1982 年（壬戌）出生，2008 年 6 月 28 日（戊子三之气）诊。

带下淋漓，色白，阴痒，曾经西医内外并治。刻下带下仍多，每日需换内裤，身体疲乏，精神萎靡，小腹冷痛，纳呆食少，面有水气，脉细滑，舌淡苔白。寒湿困脾，拟方抚土备化汤加减：

黑附子 15 克　焦白术 30 克　明党参 10 克　白芍炭 15 克　云茯苓 30 克　淮山药 30 克　全当归 10 克　蛇床子 30 克　淡干姜 10 克　车前子 10 克　荆芥炭 9 克　乌贼骨 15 克　炙甘草 10 克

［病例 3］刘某，女，1983 年 8 月（癸亥四之气）出生，2008 年 7 月 25（戊子四之气）诊。

带下淋漓，色或黄，或黑，或诸色夹杂而下，二年来，诸医或以盆腔炎，或以阴道炎，或以宫颈糜烂等治疗。刻诊：体胖，面有水气，带下有异臭，精神疲倦，四肢困重，嗜睡，大便不畅，每次蹲厕须半小时，脉沉弦数，舌体胖大，苔白腻。此肝气不升，脾气失运，湿郁化热，下注冲任，拟方柴胡四逆汤加减：

软柴胡 9 克　龙胆草 9 克　荆芥炭 9 克　土白术 15 克　炒山药 15 克　炒薏苡仁 30 克　明党参 10 克　车前子 10 克　黑苦参 15 克　海螵蛸 15 克　炙甘草 9 克

8 月 21 日二诊：上方进退前后共 21 剂，精神大增，身爽有力，带下已止，大便已爽利。而又发血痔，予：

酒大黄 10 克　枯黄芩 10 克　姜黄连 10 克　生地榆 30 克　炒槐豆 10 克　黑苦参 15 克　生甘草 9 克

［病例 4］仝某，1988 年 7 月（戊辰四之气）出生，2008 年 10 月 6 日（戊子五之气）诊。

带下淋漓，色发黄，阴门发痒二年，曾到妇科检查上药，黄带不减。

人较胖，脉沉细，神情郁闷，不甚言语。此肝郁脾虚，湿郁生热，浊气下注，拟方柴胡四逆合易黄汤加减：

醋柴胡 9 克　醋香附 9 克　炒枳壳 9 克　荆赤芍 9 克　全当归 6 克　土白术 15 克　淮山药 30 克　炒芡实 30 克　川黄柏 15 克　炒白果 15 克　海螵蛸 15 克　荆芥炭 9 克　生甘草 9 克

10 月 16 日二诊：带下减少，夜梦甚多，于上方中更加煅龙骨、煅牡蛎各 30 克。

小　腹　痛

[病例 1] 裴某，女，1965 年 7 月 15 日（乙巳四之气）出生，2007 年 12 月 22 日（丁亥终之气）初诊。

患子宫癌，于 2005 年行子宫全切，今夏转移至胃及大肠，不能饮食，汤水难下，业已衰竭，子来求治，余亦无法，乃拟一灌肠方以尽人事。拟方如下：

炙黄芪 30 克　七叶一枝花 30 克　全虫 15 克　蜈蚣 2 条　人参 30 克　穿山甲 10 克　酒大黄 10 克　醋甘遂 10 克　春砂仁 10 克　甘草 30 克

其家人每日予灌肠二次，一周后，可进食少许，体力略较前稍好，嘱再用一周，病情似大有好转，与抚土备化汤司时予进，后再未联系。

[病例 2] 岳某，女，1977 年 9 月 13（丁巳五之气）出生，2007 年 12 月 16 日（丁亥终之气）初诊。

脐下及脐周疼痛半年，大便稀溏，每日一次。曾以“慢性肠炎”治疗近三月，病情依旧。

刻诊：面色白而不泽，舌紫，脉沉弦涩，小腹压痛明显，云近两年来外出打工，搬运货物，活甚劳累，而工资很低，每日忧愁家计。此劳伤病，血瘀小腹，拟方桃核承气汤合柴胡四逆汤加减：

炒桃仁 15 克　川桂枝 10 克　荆赤芍 10 克　酒大黄 10 克　全当归 10 克　酒川芎 9 克　炒枳壳 9 克　醋柴胡 9 克　炒小茴香 10 克　生蒲黄 9 克　五灵脂 10 克　醋香附 10 克　炙甘草 9 克

12 月 23 日二诊：服药后下黑色大便甚多，腹痛顿减，守原方去蒲黄，加醋元胡 10 克，再七剂而已。

[病例 3] 郭某，女，1973 年 7 月 16 日（癸丑四之气）出生，2007 年 12 月 8 日（丁亥终之气）初诊。

双侧乳房结块胀痛年余，西医诊断为“乳腺增生”，服乳癖消即雌激素等药，疼痛缓解，近来胸中及小腹近耻骨处疼痛，大便艰涩不畅，脉弦，舌暗，苔腻，肝气之不调，拟方柴胡四逆汤加味：

醋柴胡 10 克　炒枳实 10 克　赤、白芍各 10 克　穿山甲 6 克　炒小茴香 9 克　醋延胡索 10 克　川楝子 9 克　醋香附 9 克　小青皮 9 克　全当归 0 克　酒川芎 9 克　炙甘草 9 克　生姜 3 片

七剂。

12 月 17 日二诊：胸及小腹疼痛均减，脉仍弦，乏力，原方去青皮、穿山甲、当归、川芎，加党参、白术、茯苓，七剂。

12 月 23 日三诊：耻骨边缘尚有微痛，肛门下坠，脉弦细。

醋柴胡 10 克　生黄芪 15 克　炒枳壳 30 克　赤、白芍各 10 克　醋元胡 10 克　醋香附 9 克　全当归 10 克　酒川芎 9 克　炙甘草 9 克　生姜 3 片

七剂遂愈。

[病例 4] 吉某，女，1970 年 3 月 23 日（庚戌二之气）出生，2008 年 3 月 1 日（戊子二之气）初诊。

小腹疼痛半年，消炎治疗半年，刻下仍小腹疼痛，延及两胁胀痛，时时嗳气，食欲不振。脉沉弦涩，舌暗红，肝郁气滞，拟方柴胡四逆汤加减：

醋柴胡 10 克　炒枳实 9 克　花青皮 9 克　荆赤芍 10 克　醋延胡索 10 克　炒川楝 9 克　云茯苓 15 克　醋香附 9 克　台乌药 9 克　炙甘草 10 克　生姜 3 片　红糖 30 克

4 月 12 日二诊：药后小腹、两胁，疼痛均减，仍不欲食，脉沉弦无力，苔白腻。于上方中加春砂仁 6 克，焦山楂、炒麦芽、焦神曲各 9 克。

[病例 5] 席某，女，1950 年 5 月 4 日（庚寅三之气）出生，2008 年 6 月 20 日诊。

小腹胀满而痛，大便滞涩不利，肢节疼痛乏力，脉沉弦，舌淡红，苔薄白。肝经不和，寒痹筋脉，拟方仲师柴胡桂枝汤加减：

软柴胡 10 克　条黄芩 9 克　姜半夏 9 克　炒白芍 10 克　炒西茴香 10 克　酒大黄 9 克　川桂枝 10 克　制川乌 9 克　川牛膝 10 克　羌活、独活各 10 克　炙甘草 9 克　生姜 3 片　大枣 5 枚

[病例6]邓某，女，1988年4月（戊辰二之气）出生，2008年9月18（戊子五之气）诊。

左侧少腹疼痛半月，胀痛刺痛互兼，抚之有块，按之痛增，云本月行经中与朋友夜饮冰镇啤酒，当夜经水即止，因致腹痛，此寒阻胞宫，血瘀不行。拟方温经汤加减：

吴茱萸15克　川桂心15克　炮干姜15克　全当归10克　桃仁霜15克　酒大黄10克　荆赤芍10克　酒川芎10克　姜半夏10克　粉丹皮10克　炒西茴香9克　炙甘草9克　红糖30克

[病例7]张某，女，1983年8月（癸亥四之气）出生，2008年7月13日（戊子四之气）诊。

去年怀孕未及三月而小产，此次孕方三月，不期又小产，小产后即小腹疼痛，如刺如裂，下血如柒，点滴而出。脉沉弦涩，面、舌俱晦暗不泽，显系瘀血不去而痛，然连续小产，冲任带脉必虚，肝肾精血必亏，当仍以温经汤先化瘀垢，再行补益。拟方如下：

吴茱萸15克　当归尾15克　酒川芎10克　明党参10克　川桂枝15克　白芍药15克　粉丹皮9克　酒䗪虫15克　炒桃仁15克　寸麦冬10克　炙甘草10克

浓煎顿服，每日一剂，连用三日。

7月18日二诊：服药后，三日来连下黑色粘块盈盆，腹痛立住。继以补肝肾，固冲任。

大熟地黄15克　淮山药15克　山茱萸肉15克　生杜仲15克　桑寄生15克　酒续断15克　全当归10克　炙黄芪30克　鹿角胶15克

龟甲胶 15 克　炙甘草 10 克

[病例 8] 扆某，女，1985 年 1 月（辛丑初之气）出生，2008 年 10 月 18 日（戊子五之气）诊。

今晨起床后，突然小腹疼痛如同针刺，服止痛药痛不能止，脉弦紧而涩，面色发青，舌淡苔白，下腹如冰，少腹按之痛甚，寒袭冲脉，血脉瘀阻，拟方柴胡四逆汤合胶艾汤加减：

醋柴胡 10 克　荆赤芍 10 克　炒枳壳 9 克　紫官桂 15 克　全当归 9 克　酒川芎 9 克　醋延胡索 10 克　台乌药 9 克　炒西茴香 9 克　阿井胶（烊化）10 克　蕲艾叶 30 克　炙甘草 10 克　红糖 30 克

乳　癖

[病例 1] 尚某，女，1959 年 7 月（己亥四之气）生，2007 年 9 月 11 日（丁亥五之气）初诊。

双乳中皆有结块大如拳，小如桃杏，时而胀痛，延及腋下。形瘦，脉弦涩舌暗红。肝火灼津为痰，恐成恶疾，拟方柴胡四逆汤加减：

软柴胡 10 克　条黄芩 10 克　焦栀子 9 克　炒川楝 10 克　姜半夏 10 克　白芥子 10 克　夏枯草 10 克　荆赤芍 10 克　淡海藻 15 克　洗昆布 15 克　山慈菇 15 克　生牡蛎 30 克

水煎空腹日服二次，戒忧怒，忌辛辣腥臭，宜常服之。

或因不能忍苦，或因不舍钱财，服十余剂即辍不服，2009 年 5 月以呕不能食住某医院治疗月余，后曾以肝病反复住院治疗，中间曾来求诊，托词服不下中药，回家调养。

2010年3月，其女请诊，曰经某医院确诊为肝癌，余曰，汝母病既至此，又难服中药，予何人斯，能活死人，乃辞诊，后两月遂亡。

[病例2] 安某，女，1986年4月12日（丙寅二之气）出生，2008年5月14日诊。

两乳中结块，大如桃李，连绵成条，按之疼痛，心情不悦或月经期也觉刺痛。脉弦滑，舌红，苔厚腻而微黄。肝郁化热，痰血互结，拟方柴胡四逆汤加减：

醋柴胡10克　生枳壳10克　荆赤芍15克　全瓜蒌1个　天花粉10克　花青皮9克　夏枯草10克　炒川楝10克　苦桔梗9克　淡海藻15克　洗昆布15克　生牡蛎30克　生甘草10克

三十剂未竟而愈，取其相反相成也。

[病例3] 张某，女，1978年12月8日（戊午终之气）出生，2008年5月17日诊。

乳中结块，疼痛引及腋下，时轻时重。脉弦数，舌红，胁下胀满，太息则舒，肝郁化火，痰阻血瘀，拟方柴胡四逆汤加减：

醋柴胡10克　生枳壳10克　荆赤芍15克　桃仁霜9克　西红花6克　炒川楝10克　化青皮9克　大贝母9克　橘子叶9克　紫苏梗9克　姜半夏10克　白芥子10克　生甘草9克　生姜3片

[病例4] 程某，女，1983年6月20日（癸亥三之气）出生，2008年4月19日（戊子二之气）诊。

产后乳二月，左乳突然不通而肿痛，两天后，右乳亦肿痛，输消炎药三天，肿痛不减。刻下双乳红肿，抚之烫手，内有肿块如拳，挤之乳汁不出，闻知病起夜间抱儿吮乳，乳痛而醒，脉弦大数，是为吹乳，拟方柴胡四逆汤加减：

醋柴胡 10 克　生枳壳 10 克　化青皮 9 克　炒川楝 9 克　全瓜蒌 1 个　苦桔梗 9 克　穿山甲 9 克　白僵蚕 10 克　生牡蛎（先煎）30 克　生甘草 9 克　香白芷 10 克　生秫米（凉水冲下）1 把

[病例 5] 王某，女，1971 年 2 月（辛亥初之气）出生，2008 年 6 月 9 日（戊子三之气）诊。

乳房结块，大如掌，时胀痛，前医诊断“乳腺增生”。抚之块垒不平，压之酸痛，平日胁肋、小腹发胀，面色郁暗，脉弦细滑，苔白，舌质暗红。肝郁化火，痰结血瘀，拟方柴胡四逆汤加减：

醋柴胡 10 克　生枳壳 9 克　花青皮 9 克　荆赤芍 10 克　酒川芎 10 克　姜半夏 10 克　全瓜蒌 1 个　大贝母 9 克　云茯苓 15 克　淡海藻 10 克　洗昆布 10 克　生牡蛎 15 克　山慈菇 10 克

[病例 6] 王某，女，1969 年 5 月（己酉三之气）出生，2008 年 6 月 21 日（戊子三之气）诊。

五年前发现乳中有条索状结块，胀痛，心情不悦时或月经将至前，胀痛加重，曾服某医中药，疼痛缓解而块垒未消。近三月来，乳房胀痛又作，块垒见大，因而心情抑郁，易于发怒，脉沉弦有力，舌红暗，苔白厚。肝郁土壅，湿痰郁而化热，拟方柴胡四逆汤加减：

醋柴胡 10 克　荆赤芍 15 克　生枳壳 9 克　花青皮 9 克　炒川楝 9

克　橘子叶10克　生白术10克　太子参10克　生牡蛎30克　白芥子15克　焦山栀9克　大贝母10克　酒川芎9克　生甘草9克

[病例7]尚某，女，1981年7月（辛酉四之气）出生，2008年7月5日（戊子四之气）诊。

二年前先于左侧乳房中出现结块，半年后右乳房中也生结块，大如桃李相连，疼痛不能按压，经当地医院诊断为“双侧乳腺增生”。刻下乳房胀痛连及两胁，抚之结块累累，压之疼痛，而皮色不变如常。脉沉弦滑，舌暗红，苔白厚。气郁化火，痰血互结肝脉，拟方柴胡四逆汤加减：

醋柴胡9克　生枳壳9克　条黄芩10克　炒川楝10克　全瓜蒌1个　大贝母10克　荆赤芍15克　生牡蛎30克　白芥子15克　淡海藻10克　洗昆布10克　花青皮9克　生甘草9克

9月12日二诊：服药二月，乳房胀痛已住，压之尚有微微酸痛感，右乳房结块消散而变柔软，左侧块垒见小，守方更加玄参10克，穿山甲6克。

[病例8]石某，女，1975年5月（乙卯三之气）出生，2008年7月5日（戊子三之气）诊。

双乳及腋下发酸，劳累后则感疼痛，自抚知有小块如枣4枚，但有时抚之则柔软无块，胁下及小腹两侧发胀，脉沉涩，舌红苔白。此肝气之郁使然，拟方柴胡四逆汤加减：

醋柴胡9克　炒枳壳9克　花青皮9克　炒川楝10克　炒白芍10克　苦桔梗9克　全当归9克　炒小茴香9克　酒川芎9克　醋延胡索10克　醋香附9克　生甘草9克

[病例9]贺某，女，1973年6月（癸丑三之气）出生，2008年7月24日（戊子四之气）诊。

五年前发现左乳中有玉米粒样结块五六枚，连连相属，右乳中有葡萄样结块三四枚相互串联，但不痛。近二年来，结块渐大，且疼痛，走路或劳动时，有所震动则疼痛。曾在当地医院诊断为“乳腺增生”，并进行治疗，时轻时重。刻诊，脉沉弦而涩，时见促数，舌暗红，苔厚腻。气郁化火，津凝为痰，堵塞乳络，病在肝经，拟方柴胡四逆汤加减：

醋柴胡10克　生枳壳15克　荆赤芍15克　川贝母10克　山慈菇15克　焦山栀9克　炒川楝9克　花青皮9克　天花粉15克　全瓜蒌1个　苦桔梗9克　生牡蛎30克　生甘草9克

[病例10]高某，女，1970年8月（庚戌四之气）出生，2009年6月7日（己丑三之气）诊。

双侧乳房肿块六七年，始小渐大，近年来出现疼痛，劳累或心情不好时胀痛加重，胀痛牵及胁肋，曾在某医院乳腺科诊治，用药即轻，药停复重。脉弦细数，沉取涩滞不利，舌暗红，苔黄腻，右侧乳中结块大4mm×6mm，左侧乳中结块6mm×8mm，压痛明显。痰火郁结少阳，拟方柴胡四逆汤加减：

醋柴胡15克　条黄芩15克　姜半夏30克　生枳壳10克　花青皮10克　全瓜蒌30克　大贝母15克　白僵蚕15克　生牡蛎30克　制乳香、制没药各10克　苦桔梗9克　生甘草10克　白芥子15克

每日一剂，外以木香饼乳上贴熨，一日二次。一周后胀痛已，两月后肿块小如拇指，质变柔软。

癥　瘕

[病例1]杨某，女，1978年7月27日（戊午四之气）出生，2008年3月16日（戊子二之气）初诊。

体检发现子宫内有肿块1.5cm×2cm，建议手术。患者不愿手术，欲求中医治疗。脉沉弦，舌暗红，苔白腻，小腹正中可摸到如核桃大小块状物，按之滑动，轻按不痛，重压有刺痛，月经正常，饮食工作无碍。此瘀血湿痰而为癥瘕，拟方桃核承气汤加减：

炒桃仁10克　酒大黄10克　川桂枝15克　荆赤芍10克　玄明粉9克　生牡蛎（先下）30克　荆三棱9克　蓬莪术9克　瓜蒌仁10克　云茯苓30克　穿山甲9克　炙甘草8克

七剂。

3月24二诊：服药后小腹微痛，大便每日二或三次，色黑，有黏冻物，小腹症块，摸之已不明显，似麦粒样数粒，守前方去三棱、莪术、甲珠，加当归尾10克，酒川芎9克，醋延胡索15克。七剂。

[病例2]谭某，女，1966年7月（丙午四之气）出生，2008年6月25日（戊子三之气）诊。

一月前，突感左胁下疼痛，瞬时即止，但不定何时有偶发疼痛。随即往医院检查，诊为“脾大”。素易生气，面色晦青，饮食二便基本无碍，抚之左胁下可触及掌大一块，推之移动，重压微痛，脉沉弦，舌边淡紫，苔白厚。此非“疟母”乎？柴胡四逆汤加减，送服鳖甲煎丸。拟方如下：

醋柴胡10克　炒枳实10克　化青皮10克　荆赤芍15克　炒川楝10克　条黄芩9克　姜半夏10克　明党参10克　生牡蛎30克　全当归

9克　酒川芎9克　广陈皮9克　炙甘草9克　鳖甲煎丸（冲）15克

产后中风

[病例]李某，女，1974年7月（甲寅四之气）出生，2008年6月30日（戊子三之气）诊。

新产后，发热，恶风寒，自汗出，头痛，背部强硬掣痛，纳谷无味，脉缓弱，舌淡红，苔薄白。产后中风，荣卫不和，拟方桂枝汤加减：

川桂枝10克　赤、白芍各10克　嫩防风9克　土白术9克　粉葛根30克　天花粉15克　全当归15克　明天麻10克　云茯苓10克　炙甘草9克　生姜3片　大枣10枚

胎　漏

[病例]樊某，女，1988年6月21日（戊辰三之气）出生，2008年3月23（戊子二之气）诊。

怀孕三个月，近日时见出血，小腹隐隐坠痛，脉沉弦。胎气不固，予固元保胎。拟方如下：

枯黄芩10克　焦白术10克　炒杜仲15克　炒川断15克　桑寄生15克　炒枳壳9克　春砂仁6克　当归身10克　云木香9克　炙甘草9克

脏　躁

[病例]吴某，女，1941年4月15日（辛巳二之气）出生，2008年2月13日（戊子初之气）初诊。

心烦不寐，失眠多梦，哭笑无常半年。刻诊前额昏痛，骨蒸潮热，脉细数，舌红苔少，阴虚火旺，心肾不交，拟方甘麦大枣汤加味：

陈小麦50克　炒白芍15克　炙百合15克　枯黄芩10克　阿井胶（烊）10克　炒枣仁15克　川牛膝15克　朱寸冬15克　生龙骨　生牡蛎（先煎）各30克　炙甘草30克　大枣10枚　鸡子黄（冲）2枚

每日一剂。

2月20日二诊：睡眠可，夜梦已少，但仍苦笑不常，昼日心烦较甚，去黄芩，再服二十剂。

3月25日三诊：心烦不安、悲喜不时、无端生气诸证均见好转，已近常人，遂嘱甘麦大枣汤合百合地黄煮粥，长期间用。

百　合　病

[病例]马某，女，1953年9月（癸巳五之气）出生，2009年6月12日（己丑三之气）诊。

四年来，周身不适，百般难过，经数医院妇科专家诊断为“更年期综合征”，中西药治疗皆无效。刻下，胸胁胀满，嗳腐吞酸，不欲饮食，时而呕恶，大便时干难解，时则稀溏，日二三次，发热汗出阵作，以背部为甚，头晕头痛不定，手足酸痛无力，心情烦躁，所遇诸事皆觉不快，亲友他人，皆不顺眼，见谁气谁，时欲悲哭，夜不成眠。脉弦细，舌红苔白腻。此少阳枢机郁结之过，聊为试治，拟方柴胡四逆汤加减：

醋柴胡30克　姜半夏30克　明党参15克　条黄芩15克　酒大黄15克　化青皮10克　炒枳实10克　生白芍30克　云木香10克　春砂仁9克　煅龙骨　煅牡蛎（先煎）各50克　麻黄根30克　炙甘草15克

五剂后，其夫来告诸证俱轻，欲照方续服，遂再与十五剂，后云已安。

临证医案之外科门

痰　　核

[病例]周某，女，1972年7月（壬子四之气）出生，2009年10月22日（己丑五之气）诊。

右侧腘窝肿块，大如桃李三个月。医以为炎性肿块，输液消炎治疗二月，肿块不小反大。其人消瘦，面色黝黑，而眼中炯炯，脉弦而滑数，夜寐多梦。此肝经痰火流于太阳经所致，拟方柴胡四逆汤加减：

醋柴胡15克　生枳壳15克　条黄芩15克　炒川楝10克　胆南星10克　全瓜蒌30克　醋甘遂9克　淡海藻15克　洗昆布15克　生牡蛎30克　夏枯草15克　川羌活10克　生甘草10克

此取相反相成之理，故于藻遂之中用甘草也。服此方39剂而肿块尽消。

脱　　疽

[病例]姚某，男，1978年7月（戊午四之气）出生，2009年2月11日（己丑初之气）诊。

左足蹬趾疼痛三年，曾在某医院诊断为“血栓闭塞性脉管炎”，住院治疗，至去腊指端溃烂，医与手术截肢，而姚不从，因转求中医。刻诊：足踇趾及二趾中趾黑青，足趾热痛，如炙如刺，烦心坐立不安，溃烂出渗出黑水，脉沉数。询之素日喜食鱼虾鳖蟹，葱酒辛辣，此年少精亏，淫火猖狂，湿热蕴蓄，郁毒下注而致脱疽。观此尚未见五败之证，急与切割，再予解毒济生汤服之，以保无虞。拟方如下：

全当归　筒远志　醋川芎　天花粉　醋柴胡　条黄芩　犀牛角（代）寸麦冬　毛知母　川黄柏　苓神　金银花　西红花　川牛膝　甘草节各3克

水煎，入童便一杯，食前日三夜一服。

流　注

[病例1] 刘某，男，1949年11月（己丑终之气）出生，2008年7月27日（戊子四之气）诊。

自胸十一至腰七椎间，有圆形结块十数枚散在分布，大小如指腹，突出皮面，皮色不变如常，右小臂内侧沿皮下及双下肢腨肠部，也各有如酸枣大圆形结块五六枚。所有结块，皆无痛无痒，推之滑动，抚之表面光滑如珠。脉弦滑，舌红，苔白，饮食二便如常。此名湿痰流注，缘于湿土壅塞，肝脾失调，气血不畅，湿浊不化，凝而为痰，流注经络而成。治宜调理肝脾，行气活血，利湿化痰，拟方柴胡四逆汤加减：

醋柴胡10克　生枳壳10克　荆赤芍15克　炒川楝9克　土白术15克　云茯苓15克　明党参10克　姜半夏10克　白僵蚕15克　白芥子15克　广陈皮9克　炙甘草9克　丝瓜络10克

每日一剂，坚服一月。

9月3日（戊子五之气）二诊：腰背部结块消去六七，只剩五六枚，右臂及腨肠部结块皆已减少和变小，效不更方，守方续服一月。

[病例2]陈某，女，1974年12月（甲寅终之气）出生，2008年8月2日（戊子四之气）诊。

半年前发现，左膝外下缘，有一枣状结块，突出皮外，按之柔软而酸痛，推之可上下左右滑动。数医谓“骨质增生”，治之不效，结块反比前增大。刻诊：形销骨立，肌肤黧黑，结块大如油桃，推之滑动，按之酸痛发胀，脉沉细，舌红，苔白腻。此为痰核流注，缘于肾失蒸化，脾失运化，肺失布化，气血津液，留而为饮，凝而为痰，下窜阳、少二经，遵仲景法治拟方之。拟方如下：

醋柴胡10克　川桂枝10克　云茯苓30克　焦白术10克　天南星15克　黑附子15克　白芥子15克　炒枳壳9克　玄明粉6克　光杏仁12克　炙甘草10克　生姜5片

水煎，早晚送服桂枝茯苓丸各一丸。

体　癣

[病例1]穆某，男，1963年3月21日（癸卯二之气）出生，2007年12月5日（丁亥终之气）初诊。

三年前被蚊虫叮咬，瘙痒抓搔流水，于叮咬周围渐出粟粒小疹，后在粟粒上生白屑，始未介意，痒则抓之，约半年后，竟蔓延周身，生出大如指腹、小如豆粒样斑片，斑片上先是粟粒大小红疹，继之红疹上复生白屑，曾用治癣诸药涂擦，时轻时重。刻诊：满身银灰色斑片，下肢胸腹及背部较多，阴雨天及夜间极为瘙痒，抓之出血痒方缓解，脉濡数，是暗红，苔厚腻微黄，乃思湿热蚊毒蕴郁成癣，故当清热化湿去毒，拟方仲景薏苡附子败酱散加减：

薏苡仁 30 克　制附子 10 克　败酱草 30 克　黑苦参 30 克　白鲜皮 15 克　炒槐花 10 克　土茯苓 30 克　金银花 10 克　青连翘 15 克　川黄柏 15 克　地肤子 15 克　炒苍术 15 克　生甘草 20 克

水煎二次，一日二服。另于上方中加花椒15克，白矾10克，红砒10克，斑蝥5克，水两大桶，煎煮30分钟，置澡盆中浸浴，一日二次，一次半小时，注意药水不得入口。

12 月 26 日二诊：上药用半月后，疮疹稀少，白屑褪去，斑片显紫红色，瘙痒减轻，再照原方用法，治疗一月余。次年 3 月 9 日来诊时，斑片基本消失，瘙痒停止，又嘱按法再治半月，以杜后患。

[病例 2] 冯某，男，1947 年 8 月（丁亥四之气）出生，2007 年 12 月 10 日（丁亥终之气）初诊。

两下肢癣疮二年余，斑片大小不等，上覆白屑如鱼鳞，底色深红，瘙痒，抓掉白屑则有米粒大小红疹，流淡红血水。脉弦数，舌红苔厚腻。外科不治癣，聊为一试。拟方如下：

生首乌 30 克　黑苦参 30 克　白鲜皮 15 克　川黄柏 15 克　炒槐花 10 克　土茯苓 30 克　血丹参 30 克　细生地黄 15 克　全当归 15 克　蛇蜕 1 条

水煎日二服，并以此药汤熨洗患处，亦二次。后以下药涂搽：

斑蝥 3 个　红砒 3 分　硫黄 3 分　土槿皮 1 两　白硇砂 3 分　枯白矾 3 分

上六味，共为细末，用白凡士林调成膏剂备用。另以斑蝥 7 个，当归 30 克，白酒 1 斤浸泡一周后，取酒先搽癣上，后涂前膏，一日一次，夜间用。

次年 8 月，其子来诊时，云其父用药约半年，癣疮已愈。

头　癣

[病例] 赵某，男，1992 年 7 月（壬申四之气）出生，2008 年 11 月（戊子终之气）诊。

大约 1997 年初，见孩子常抓搔头部，未介意。至 5 月洗澡时，发现右颞部指腹大一片如同鱼鳞，抓之落白屑，底部出血。此孩素喜商店内小食品及烧烤、鱼虾类食品，特别挑食。饮食偏嗜，气血乖戾，病在足少阳，郁火成疾。拟方柴胡四逆汤加减：

醋柴胡 9 克　条黄芩 9 克　太子参 9 克　姜半夏 9 克　细生地黄 10 克　全当归 9 克　白鲜皮 15 克　土槿皮 10 克　生首乌 10 克

每日一剂，水煎分早晚服下；外以羊蹄根、白矾、红砒研膏涂搽。

疥　疮

[病例 1] 谭某，女，1981 年 12 月（辛酉终之气）出生，2008 年 10 月 24 日 (戊子五之气) 诊。

外出打工，久居潮湿之地下室，数月后，指缝间瘙痒，生出米粒样小疹，搔之流水；之后腰背、大腿根及腘窝处均生出米粒样疮疹，色红瘙痒，夜不能眠。曾经治疗，疮未退，痒未止。脉濡而数，疮疹色淡红，有尖如芒。久居潮湿，又嗜食辛辣，湿热互蕴，毒生疹发。根扎于里，但从外治，岂非隔靴搔痒？拟方麻黄连翘赤小豆汤加减：

生麻黄 9 克　连翘根 30 克　桑白皮 10 克　赤小豆 15 克　光杏仁 10 克　龙胆草 9 克　川黄柏 15 克　黑苦参 15 克　生薏仁 30 克　地肤子 15 克　白鲜皮 10 克　荆芥穗 6 克　生甘草 9 克

用此方内服外洗（外洗时加花椒、白矾）阅月而愈。

[病例 2] 晋某，女，1982 年 7 月 20 日（庚戌五之气）出生，2008 年 3 月 26（戊子二之气）诊。

两手指缝间生水晶样疮疹，瘙痒难忍，搓破流水，水流之处又生疮疹，缠绵不愈近一年。面目红赤，舌红苔黄腻，脉濡数，云居住地下室因潮湿而致，同病者有三人，此湿热郁毒所生，拟方四黄发郁汤合薏苡附子败酱散加减：

生麻黄 9 克　生大黄 9 克　川黄连 15 克　川黄柏 30 克　土茯苓 30 克　生薏苡仁 30 克　黑附子 10 克　黑苦参 30 克　炒苍术 15 克　白鲜皮 15 克　炒槐花 10 克　败酱草 30 克　生甘草 10 克

头煎口服，一日三次，二煎入白矾、硼砂、花椒、川楝根、雄黄各 15 克，熏洗患处，一日二次。

脑后白斑

[病例] 苗某，男，2000 年 9 月 3 日（庚辰五之气）出生，2007 年 12 月 15 日（丁亥终之气）初诊。

两月前，突然发现孩子脑后一块皮肤头发皆呈白色，曾多处咨询求治，皆不知何病，遂询于余，问其一月前如何？曰：满头黑发。视其白处，正在督脉“脑户”穴，大小如核桃，毛发森白，皮肤白而僵硬，饮食二便、嬉戏学习皆如常，六脉调和，无甚异象。乃思发为血之余，督为阳之海，脑户穴者，脑室之门户，虽不知病名云何，其脑户之血不滋，阳气不化，或为其因，遂拟方如下：

大熟地黄　全当归　炒白芍　酒川芎　制首乌　墨旱莲　女贞子　明天麻　生鳖甲　菟丝子　炒杜仲　穿山甲　炙甘草各等份

蜜制为丸弹子大，每服一丸，一日二次，予服三月，未来再诊，不知效否。

粉　刺

[病例 1] 王某，女，1978 年 6 月 10 日（戊午三之气）出生，2007 年 11 月 24 日（丁亥终之气）初诊。

一年来，颜面疮疹不断，左颊最多，始初为红疹，痒痛，继则变白，有黑尖，挤出为白色粉状或白色黏腻物，此起彼伏，连绵不断，几经养颜排毒，不轻反重。刻诊：六脉弦数，舌红赤，苔黄腻，口气秽恶，此肺胃湿热内郁，肝胆郁火内扰，拟方四黄发郁汤加减：

生麻黄 10 克　酒大黄 9 克　川黄连 6 克　枯黄芩 9 克　青连翘 15 克　赤小豆 30 克　桑梓白皮 15 克　川黄柏 30 克　炒苍术 10 克　黑苦参 15 克　酒大黄 15 克　白鲜皮 10 克　生甘草 10 克

七剂。

12 月 6 日二诊：脉仍弦数，舌正红，苔变白腻，面部疮疹稍减郁火已降，湿毒未去，上方加土茯苓 30 克，十五剂。

12 月 20 日三诊：疮疹已撤大半，左颊已光红，唯额部、鼻翼两旁、承浆周围尚有零星疮疹，口气已清，苔变薄白。守方再服十剂而愈。

[病例 2] 辛某，女，1967 年 5 月 7 日（甲午三之气）出生，2008 年 1 月 10 日（戊子初之气）诊。

额部、两颊、鼻旁，疮疹此伏彼起，疹色红，中有白头，挤出如粉，年余。脉沉数，关部洪大，舌苔黄腻。肺脾湿热内郁，拟方四黄散郁汤、麻黄连翘赤小豆汤加减：

生麻黄 10 克　酒大黄 9 克　条黄芩 9 克　青连翘 15 克　淡全虫 9 克　白鲜皮 15 克　川黄柏 30 克　生薏苡仁 30 克　香白芷 9 克　桑梓白皮 10 克　天花粉 15 克　赤小豆 30 克　生甘草 9 克

15 剂，疮疹渐稀，遂未再诊。

[病例 3] 张某，男，1967 年 3 月 23 日（丁未二之气）出生，2007 年 12 月 3 日（丁亥终之气）初诊。

额部、下颌、两颊，疮疹遍布，红身白头，挤出如豆腐渣，西医治疗年余，此伏彼起，越治越多。脉滑数，舌红赤，苔黄腻，体丰，嗜食肥甘鱼虾。次肥甘腥膻蕴生湿热，湿热瘀毒伏于肺胃。若不戒口，恐病难愈。拟方四黄发郁汤加减：

生麻黄 10 克　生大黄（后下）15 克　炒枳实 10 克　焦栀子 9 克　川黄柏 15 克　连翘 15 克　荆赤芍 15 克　川黄连 15 克　当归尾 10 克　天花粉 15 克　大贝母 10 克　香白芷 10 克　生甘草 10 克　玄明粉 10 克

七剂。

2 月 11 日二诊：上药服前三剂时，泻下物红黑臭秽，后服则未泻，面部疮疹衰其大半，脉滑微数，舌上黄苔已去，守方去玄明粉、枳实，大黄减为 10 克，续服十剂而愈。

[病例 4] 李某，男，1987 年 4 月 18 日（丁卯二之气）出生，2008 年 3 月 23 日（戊子二之气）诊。

面颊部疮疹七八年，底色红赤，顶部白色，挤出如白泥。寐中多噩梦，常被惊醒。脉弦滑而数，舌边尖红赤，苔黄腻。拟方四黄发郁汤加减：

生麻黄 10 克　酒大黄 15 克　枯黄芩 10 克　川黄柏 15 克　天花粉 15 克　生薏苡仁 30 克　荆赤芍 15 克　土贝母 30 克　连翘壳 10 克　生枳壳 6 克　枇杷叶 6 克　桑白皮 6 克　生甘草 9 克

4 月 10 日二诊：服药十剂，疮疹减半，已见收敛之势，守方续服半月。

[病例 5] 樊某，女，1984 年 5 月 12 日（甲子三之气）出生，2008 年 4 月 2 日诊。

两颊满布红疹，底红尖黑，痒痛相兼，挤出如白粉。脉数有力，舌红赤。肺肝郁火。拟方麻黄连翘赤小豆汤加减：

生麻黄 9 克　连翘壳 10 克　桑白皮 10 克　赤小豆 30 克　葶苈子 10

克　枇杷叶 6 克　川黄柏 15 克　生枳壳 9 克　条黄芩 10 克　焦山栀 9 克　天花粉 15 克　土贝母 15 克　荆赤芍 10 克　防风通圣散（冲）10 克

[病例 6] 柴某，女，1978 年 5 月 10 日（戊午三之气）出生，2008 年 5 月 27（戊子三之气）诊。

面部疮疹，白尖红底，痒痛，时出时敛，大便干燥，睡眠不安，多噩梦。脉数大有力，舌红，苔白腻，火郁不发，拟方四黄发郁汤加减：

生麻黄 10 克　酒大黄 10 克　条黄芩 10 克　川黄柏 10 克　栀子皮 6 克　天花粉 15 克　香白芷 9 克　大贝母 9 克　荆赤芍 15 克　连翘壳 10 克　土茯苓 10 克　生薏苡仁 15 克　生甘草 9 克

[病例 7] 张某，1991 年 10 月（辛未五之气）出生，2008 年 7 月 25（戊子四之气）诊。

2007 年春，先是额部、口唇周围出现“火疙瘩”，至当年冬季，两颧及胸背部亦遍布“火疙瘩”，曾服西药（不详）不到一周，“火疙瘩”全退无迹。约一周后，“火疙瘩”蜂拥而至，遍布全脸，胸背，较前更重。此后虽治疗不辍，而病情不见好转。“疙瘩”大如麻豆，小如粟米，底色暗红，顶部有白尖，挤之出白色黏腻粉状物，嗜食辛辣肥腻，烧烤冷饮，脉濡数，舌红赤，苔黄腻，肺胃不洁，浊湿郁而化火，火郁成毒，欲治此疾，首必忌口，凡葱韭辛辣、膏粱厚味、烧烤海鲜、冷饮酒酪，俱宜禁忌；再服四黄发郁汤加减：

生麻黄 10 克　生大黄 10 克　枯黄芩 10 克　川黄柏 15 克　生首乌 15 克　栀子皮 9 克　天花粉 9 克　荆赤芍 9 克　生薏苡仁 30 克　淡全虫 15 克　大贝母 10 克　苏薄荷 9 克　生甘草 9 克

8月3日二诊：服药七剂，焰势大挫，“疙瘩”渐消，背部退净，效不更方，再服十剂。

8月16日三诊：朋友生日宴会，不慎口腹，鱼虾酒肉饱餐，面部“疙瘩”复增，胸部亦较月初为多，原方增大黄为15克，加生枳壳10克，犀牛角（研末，分冲，代）3克。

［病例8］闫某，女，1984年5月（甲子三之气）出生，2008年9月29日（戊子五之气）诊。

颜面疮疹一年余，疮色尖白中红底黑，右颊及额心，鼻周最多，脉浮沉皆数，口腔及舌尖边有多处溃疡。肺胃积火。拟方四黄发郁汤加减：

生麻黄10克　酒大黄15克　条黄芩10克　绿升麻9克　粉丹皮9克　川黄柏9克　桑白皮9克　枇杷叶6克　生薏苡仁30克　香白芷9克　白鲜皮10克　败酱草30克

［病例9］柴某，女，1970年6月（庚戌三之气）出生，2008年11月23日（戊子终之气）诊。

额部、下颌、脸颊，暗红色丘疹星罗棋布，挤之无物，冬春两季最多。脉沉迟，舌暗红，苔白腻。寒覆火郁，湿毒外发。拟方四黄发郁汤加减：

生麻黄10克　酒大黄9克　条黄芩9克　川黄柏9克　川桂枝10克　炒苍术9克　荆赤芍10克　光杏仁12克　刺蒺藜10克　青连翘10克　枇杷叶6克　炙甘草9克

［病例10］南某，女，1970年12月（庚戌终之气）出生，2008年11月26日（戊子终之气）诊。

两鬓耳前疮疹粒粒始出色红痒痛，之后变大如小豆，顶部色白，挤之出白色粉状物，数月服药不愈，愈出愈多。脉弦细数，舌红苔白厚腻，带下偏多有异味。湿热内蕴，上蒸下注。拟方麻黄连翘赤小豆汤加减：

生麻黄 10 克　连翘壳 15 克　桑白皮 10 克　赤小豆 30 克　荆赤芍 15 克　炒杏仁 10 克　天花粉 10 克　川黄柏 15 克　川黄连 9 克　软柴胡 9 克　花青皮 9 克　淡全虫 6 克　生甘草 9 克

[病例 11] 丁某，女，1962 年 10 月（壬寅五之气）出生，2008 年 12 月 10 日（戊子终之气）诊。

面部疮疹十余年，反复不愈，今年甚于往年，疹色暗红，微有痒痛，脉沉有力，舌红，边微发紫，肺胃郁毒不化。拟方麻杏折金汤加减：

生麻黄 10 克　光杏仁 15 克　生石膏 30 克　酒大黄 10 克　川黄连 10 克　苦桔梗 9 克　白僵蚕 15 克　生薏苡仁 30 克　桑白皮 15 克　牛蒡子 9 克　白鲜皮 10 克　香白芷 9 克　生甘草 9 克

[病例 12] 武某，女，1976 年 5 月（丙辰三之气）出生，2009 年 5 月 12 日（己丑二之气）初诊。

面、颈及胸部疮疹如豆，色红痒痛，自做美容，搽涂美容养颜、排毒之品，疮疹日渐加重，脉洪大，舌红赤，苔黄腻，肺胃火郁成毒，拟方仙方活命饮合麻黄折金汤加减：

生麻黄 12 克　光杏仁 15 克　生石膏 50 克　桑白皮 15 克　皂角刺 6 克　牛蒡子 10 克　苦桔梗 10 克　甘草节 3 克　葶苈子 9 克　荆赤芍 9 克　生薏苡仁 30 克　嫩防风 6 克　香白芷 3 克

酒煎，日一服。

5月19日二诊：胸、颈部疹豆已消退，面部仍不撤，守方去皂刺，续服十剂。

面　　斑

[病例1] 范某，女，1978年4月14（戊午二之气）出生，2008年2月27日（戊子初之气）初诊。

眼下、鼻翼两旁及颊部斑片隐隐，色黑褐，面色灰暗不择近两年，脉弦涩，舌暗红，苔白腻，食少，胁下逆满。拟方柴胡四逆汤加减：

醋柴胡10克　枯黄芩9克　明党参10克　清半夏15克　炒枳壳10克　荆赤芍9克　广佛手9克　全当归10克　酒川芎9克　炒桃仁9克　西红花6克　炙甘草9克

七剂。

3月10日二诊：夜间咽喉干痛，脉弦数，上方去党参、半夏，加栀子9克，桔梗9克，炙甘草易用生甘草10克。

3月17日三诊：咽干痛已解，面斑依旧，守方去栀子、黄芩，加寒三七9克，血丹参15克，二十剂。

4月9日四诊：面色已朗，褐斑也淡，两颧斑块已无，脉仍弦涩，舌仍暗红，守前方进退。拟方如下：

醋柴胡10克　炒枳壳9克　云茯苓15克　赤、白芍各10克　全当归9克　酒川芎9克　细生地黄15克　西红花6克　寒三七（打，冲）6克　血丹参15克　香白芷9克　生甘草9克　生姜3片　大枣5枚

三十剂后，面斑基本消失，嘱服八珍丸以善其后。

[病例2] 王某，女，1979年3月13日（己未二之气）出生，2008年5月12日（戊子三之气）诊。

眼睑下方褐色斑片如云，脉沉弦细滑，舌红苔白腻。气郁湿遏，血行不畅。拟方柴胡四逆汤加减：

醋柴胡10克　炒枳壳9克　荆赤芍10克　姜半夏10克　炒苍术10克　焦白术15克　云茯苓30克　炒薏苡仁30克　川桂枝10克　血丹参15克　全当归9克　化青皮9克　炙甘草9克　生姜3片　大枣2枚

[病例3] 李某，女，1966年11月（丙午终之气）出生，2008年9月6日（戊子五之气）诊。

面颊、眼下，有大小不等之淡褐色斑片，是为“水斑”，体型较胖，舌胖大，苔白腻，六脉皆沉，拟方仲师苓桂术甘汤加味：

赤、白苓各15克　川桂枝12克　土白术30克　益母草10克　炒枳壳9克　血丹参15克　川牛膝15克　黑附子15克　荆赤芍9克　炙甘草10克　生姜5大片

[病例4] 王某，女，1978年8月（戊午四之气）出生，2008年11月23日（戊子终之气）诊。

面部褐色斑块一年余，主要分布在眼下、鼻翼旁及两颊，西医诊为黄褐斑。形体肥胖，易生气，胸胁胀闷，脉沉弦涩，舌边暗红，舌下紫珠连连，木郁克土，湿滞血瘀。拟方苓桂术甘汤合柴胡四逆汤加减：

川桂心10克　云茯苓15克　土白术9克　薏苡仁30克　醋柴胡10克　炒枳壳9克　荆赤芍9克　花青皮9克　炒川楝9克　全当归9克　西红花6克　炙甘草9克　生姜3片　大枣3枚

面 发 毒

［病例］叶某，女，1975年3月（己酉二之气）出生，2009年1月22日（己丑初之气）诊。

两颊车周围生疮疹，大如赤豆，红肿热痛，坚硬似疔，口干，唇焦，便燥，咽中肿痛，脉浮而数，舌红，苔厚。此由平日嗜食辛辣肥甘，内郁成毒，复又外感风热，客于阳明，热毒合蕴，上攻而致。拟方薏苡附子败酱散合四黄发郁汤加减：

薏苡仁30克　败酱草30克　黑附子10克　生麻黄10克　酒大黄10克　条黄芩15克　川黄柏15克　玄明粉10克　炒山栀10克　青连翘10克　生石膏10克　生甘草10克　苏薄荷10克

上共为细末，加竹叶20张，水煎滤出，再入蜂蜜1两，和匀服下，一日二次；外用山慈菇、川黄柏、台乌药、天花粉、生白及、制乳香、明雄黄各9克共研细面，再入真麝香1克，研匀，此名清凉消毒散，每用适量，以鸡子清和蜂蜜调敷疮上。

虎 髭 毒

［病例］周某，女，1993年7月（癸酉四之气）出生，2009年2月15日（己丑初之气）初诊。

承浆穴处疮疹红肿疼痛一周，脉洪大数，舌边尖红赤，寒覆火郁，毒发脾经。拟方薏苡附子败酱散、四黄发郁汤加减：

薏苡仁30克　败酱草30克　黑附子10克　生麻黄10克　酒大黄

9克　川黄连9克　条黄芩9克　土贝母15克　香白芷9克　金银花15克　天花粉10克　嫩防风6克　生甘草9克

粟　疮

[病例1] 何某，男，1984年5月12（甲子三之气）出生，2007年11月28日（丁亥终之气）来诊。

粟米样红疹遍布全身，瘙痒难忍，夜间犹剧，搔之则流淡黄水，服用扑尔敏、赛庚定等药仅止一时之痒，疹出不减反增，六脉弦数，舌红，苔黄腻厚浊。拟方麻黄连翘赤小豆汤加减：

生麻黄10克　青连翘15克　赤小豆30克　桑白皮10克　川黄柏15克　白鲜皮10克　炒槐花10克　生首乌15克　白僵蚕10克　龙胆草10克　嫩防风6克　荆芥穗6克　生甘草9克

头煎服，二煎加花椒15克，白矾10克，硫黄10克，熏洗。

12月9日二诊：疹少痒减，效不更方，守方如法续用二周而痊。

[病例2] 卫某，男，1974年7月18日（甲寅四之气）出生，2008年2月4日（戊子初之气）初诊。

面部、四肢及背部疮疹月余，脉沉弦数，舌红苔腻，湿郁化毒。拟方薏苡附子败酱散加味：

薏苡仁30克　败酱草30克　黑附子10克　川黄柏15克　炒苍术10克　天花粉15克　青连翘15克　荆赤芍10克　土贝母15克　黑苦参15克　白僵蚕10克　生甘草9克

2月13日二诊：上药十剂后，疮疹基本消失，为巩固起见，守方再服五剂。

[病例3] 贾某，女，1979年3月1日（己未二之气）出生，2008年4月2日（戊子二之气）诊。

外阴、肛门周围，红色丘疹，大如麻豆，小似粟米，瘙痒，带下黄浊，脉沉数，舌红，苔黄腻。肝经湿热。拟方薏苡附子败酱散合茵陈蒿汤加减：

薏苡仁30克　败酱草30克　黑附子10克　绵茵陈30克　酒大黄10克　焦山栀9克　软柴胡10克　条黄芩15克　龙胆草10克　川黄柏15克　赤小豆15克　土茯苓15克　生甘草9克

[病例4] 刘某，男，1989年8月（己巳五之气）出生，2008年6月17日（戊子三之气）诊。

自入住新房约半年，遍身生满疮疹，大如黄豆，小如粟米，色红赤，内含白脓，此伏彼起，绵延一年有余。嗜食辛辣、烧烤及市场小食品，每饮必冰镇凉水，性暴躁。脉洪数有力，舌尖红赤，苔黄厚，口气甚秽。湿热瘀毒内蕴，拟方麻黄连翘赤小豆汤加减：

生麻黄10克　青连翘30克　荆赤芍15克　赤小豆30克　生大黄10克　荆赤芍10克　桑白皮30克　川黄柏10克　生薏苡仁30克　土茯苓15克　白僵蚕9克　光杏仁10克　生甘草9克

[病例5] 田某，女，1983年3月（癸亥二之气）出生，2008年7月13日（戊子四之气）诊。

面部疮疹如粟，主要分布于左颊，日常目多眵泪，心情急躁易怒，脉沉弦而数，舌红，苔黄厚。肝胆湿热内郁，循经上发。拟方薏苡附子败酱散加味：

薏苡仁30克　败酱草30克　黑附子10克　软柴胡9克　条黄芩10克　龙胆草10克　炒槐米10克　炒山栀9克　天花粉15克　土茯苓15克　川木通9克　当归尾6克　生甘草9克

[病例6] 樊某，女，1986年4月（丙寅二之气）出生，2008年9月13日（戊子五之气）诊。

两肩胛处及颈部小疮如粟，色红瘙痒，脉濡数，舌红赤，苔黄腻。嗜食辛辣，好冷饮。湿遏热伏，久郁成毒。拟方薏苡附子败酱散、麻黄连翘赤小豆汤加减：

薏苡仁30克　败酱草30克　黑附子10克　生麻黄15克　连翘壳30克　赤小豆30克　光杏仁15克　桑白皮15克　金银花15克　大贝母9克　天花粉15克　荆赤芍9克　生甘草8克

[病例7] 李某，女，1991年5月（辛未三之气）出生，2008年12月4日（戊子终之气）诊。

两臂两腿满布粟粒状红疹，瘙痒难忍，抓之流水。脉沉细而数，舌红苔白，乃因外出打工，久居潮湿而致。拟方薏苡附子败酱散加味：

薏苡仁30克　败酱草30克　黑附子10克　龙胆草10克　焦山栀9克　川黄柏10克　黑苦参30克　炒苍术9克　蛇床子15克　地肤子15克　荆芥穗9克　刺蒺藜9克　生甘草9克

[病例8] 李某，男，1985年5月（乙丑三之气）出生，2008年12月

19日（戊子终之气）诊。

遍身米粒样疮疹一月余，色红，瘙痒。嗜食辛辣，喜饮冷饮，又居地下室潮湿之地，致湿热相互郁蒸肺胃，发于肌肤。拟方麻黄连翘赤小豆汤加减：

生麻黄 9 克　连翘壳 9 克　赤小豆 15 克　薏苡仁 15 克　荆赤芍 10 克　桑白皮 15 克　川黄柏 15 克　炒苍术 9 克　黑苦参 15 克　地肤子 15 克　蛇床子 15 克　荆芥穗 6 克　生甘草 9 克

风　疹　块

[病例 1] 王某，男，1967 年 12 月 18 日（丁未终之气）出生，2008 年 3 月 9 日（戊子二之气）初诊。

三年来，不明原因满身突起风疹块，大如拳，小如豆，瘙痒难忍，抓之更甚，时而突起，时而隐没，俗曰抓风柿。诸医皆谓“过敏”而予抗过敏药无效。本次突发已三天，遍身疙瘩，红赤瘙痒，面如肿，脉浮虚大，沉取弦数，舌红赤，苔白腻。风火搏于血分。拟方麻黄连翘赤小豆汤加减：

生麻黄 10 克　青连翘 10 克　桑白皮 15 克　赤小豆 30 克　白僵蚕 15 克　全当归 15 克　赤、白芍各 15 克　明天麻 15 克　焦山栀 9 克　荆芥穗（后下）9 克　地肤子 15 克　净蝉蜕 6 克　生甘草 10 克

[病例 2] 王某，男，1995 年 2 月 12（己亥初之气）诊。

胸背、四肢，先觉瘙痒，抓之则忽起肿块，或如线条状隆起，两个月。形体较胖（80 多千克），舌苔厚腻，脉濡紧，风湿相搏于肌腠。拟方麻黄桂枝各半汤加减：

生麻黄 6 克　川桂枝 6 克　光杏仁 10 克　白芍药 10 克　紫浮萍 15 克　薏苡仁 15 克　全当归 9 克　血丹参 9 克　炙甘草 9 克　生姜 3 片　大枣 5 枚

白　驳　风

［病例］刘某，男，1983 年 5 月（癸亥三之气）出生，2008 年 6 月 12（戊子三之气）诊。

胸腹、四肢，散在性发生白色斑块三年。刻下瘙痒，抓之发红，六脉缓和，舌红，苔白腻。湿阻血瘀，肺脾气化不行。拟方麻黄桂枝各半汤加减：

生麻黄 9 克　光杏仁 9 克　川桂枝 9 克　荆赤芍 15 克　桑白皮 9 克　炒苍术 10 克　酒大黄 9 克　生首乌 15 克　原桃仁 10 克　川红花 9 克　全当归 10 克　生地黄 10 克　炙甘草 9 克

水　晶　疹

［病例］沈某，女，1992 年 8 月 16 日（壬申四之气）出生，2008 年 2 月 22 日（戊子初之气）初诊。

额部布满水晶样白色疹子，挤之质实，无水液，再无他不适，嗜食鱼虾、烧烤类小食品，自小每日两袋奶，两个鸡蛋，脉濡缓，舌苔白腻。恐是湿浊不化，心火上蒸而致。拟方薏苡附子败酱散、四黄发郁汤加减：

薏苡仁 30 克　败酱草 30 克　黑附子 10 克　生麻黄 6 克　生大黄 6 克　川黄柏 6 克　条黄芩 9 克　青连翘 10 克　栀子皮 9 克　炒苍术 9 克

桑白皮 6 克　生甘草 6 克

嘱其改变以前饮食，食必清淡。

抓痕瘙痒

［病例］王某，男，1989 年 6 月 9 日（己巳三之气）出生，2008 年 4 月 4 日诊。

肌肤搔抓则起红色条状纹痕，肿起，瘙痒，周围可伴粟粒样红疹，半日方消退。脉浮数，舌红赤，平日口干口渴，喜饮而不多饮，并未感冒而偶生鼻塞。风热搏于血分。拟方桃核承气汤加减：

酒大黄 9 克　炒桃仁 15 克　川桂枝 10 克　荆赤芍 9 克　血丹参 9 克　连翘壳 10 克　淡竹叶 6 克　荆芥穗 6 克　紫草茸 6 克　白僵蚕 10 克　明天麻 6 克　生甘草 9 克　水牛角粉（冲）3 克

颈　痛

［病例］刘某，女，1989 年 5 月（己巳三之气）出生，2009 年 6 月 14 日（己丑三之气）诊。

右侧颈部疼痛肿大如馒 20 天。始，咽中涩痛，经西医诊断为“扁桃体发炎”，用抗生素类药口服并静脉点滴，一周后，涩痛如旧，而右侧颈部微微隆起，仍与“消炎”治疗，至颈部渐渐肿起如馒，乃求治于中医。

右侧颈部明显凸起如馒，皮色发红，抚之微硬，发热恶寒，口渴心烦，恶心欲呕，脉洪大弦数，舌红苔黄厚，此少阳郁火结于经络，欲作痈脓。

拟方四黄发郁汤、柴胡四逆汤加减：

生麻黄 9 克　酒大黄 9 克　川黄柏 9 克　醋柴胡 15 克　条黄芩 15 克　清半夏 15 克　花青皮 10 克　连翘壳 30 克　牛蒡子 15 克　生枳壳 10 克　白僵蚕 15 克　白附子 15 克　天花粉 15 克　甘草节 9 克

水煎服，一日三次。

另以生南星、玄明粉、生大黄各等份，捣细末，柿子醋调如膏外敷，干则即换。三日肿减，一周痊愈。

身　　痒

[病例] 谢某，女，1978 年 5 月 2 日（戊午三之气）出生，2008 年 5 月 24 日（戊子三之气）诊。

周身瘙痒，无疮无疹，搔之起白屑，搔甚则出血，自四月初至今，已阅月。曾经数医按“过敏”治疗。刻下周身皮肤瘙痒，四肢为甚，皮肤光燥，面色苍白，月经量极少，潮未二日即已，脉细弱，舌淡苔白。血虚生风，拟方柴胡天麻桂枝汤加减：

软柴胡 10 克　川桂枝 9 克　全当归 30 克　白芍药 10 克　酒川芎 10 克　川秦艽 15 克　黑芝麻 15 克　明天麻 9 克　荆芥穗 6 克　净蝉蜕 6 克　白僵蚕 10 克　炙甘草 10 克

临证医案之头面·耳目·口鼻咽喉门

头 面 门

头 昏

[病例1]赵某，女，1979年9月（己未五之气）出生，2009年5月21日(己丑五之气)诊。

自诉头晕数年不愈，询其晕来何状？曰头重不欲举，脑中混混沌沌，如装一盆浆糊，常无清醒时，浑身倦怠无力。复询其晕时可有天旋地转、景物或身体移动感？曰无也，只是昏昏沉沉，头脑沉重，不清不爽而已。乃谕之云：君之所患非头晕，乃头昏者是也。晕者，运也，或身运，或物运，晕以动言；昏者，混也，头不清，脑不爽，昏以重言。病者常常昏、晕不分，而医者亦鲜知晕、昏之别，常以昏作晕治，或谓高血压，或谓颈椎病或谓脑供不足，治每不效，殊属可叹，故今于此以辨之。

赵女形消玉立，婀娜可人，而面色灰暗不泽，肌肤黑皴不润，语声轻细低沉，脉沉细涩滞无力，舌淡不红，苔淡白微腻，经水或二月一至，或数月一至，量少，色淡如洗肉水。此脾肾两虚，气血并亏，髓海空虚而致头昏，类西医之“脑供血不足”，治宜三五七散、一味鹿茸散合八珍汤以大补气血。拟方如下：

炙黄芪30克　好人参30克　大熟地黄30克　云茯苓70克　焦白术15克　全当归15克　黑附子30克　辽细辛30克　淡干姜50克　山茱萸肉50克　嫩防风70克　鹿茸（为末冲）15克　炙甘草15克

服药三剂头昏即去，四剂后身强神爽，肌肤面色润泽，秀美靓丽，大胜从前。而时尚身困疲乏，舌淡胖而苔腻浊，身形虽瘦，湿邪逗留，乃以新加苓桂术甘汤，参前方加减进退，调理二月，浑然一沉鱼落雁之美人也。

[病例2]柴某，女，1977年3月（丁巳二之气）出生，2007年9月15日（丁亥五之气）初诊。

自诉三四年来不时眩晕，甚时呕吐，询之，身不旋，物不转，唯头部沉重，脑子不清。脉弦数，面赤，舌红，苔厚而黄，性急心烦，明为肝火化风上扰清窍，拟方予柴胡四逆汤加减：

秋柴胡10克　条黄芩10克　姜半夏10克　明党参9克　焦山栀9克　酒大黄15克　荆芥穗（后下）6克　苏薄荷（后下）9克　生甘草9克　生姜3片

五剂，水煎空腹日三夜一服。

[病例3]王某，男，1970年10月11日（庚戌五之气）出生，2008年5月16日诊。

头昏不爽，后脑沉重，眼黑，恶心呕吐，不能行走。脉寸关滑数，两尺沉细，苔白厚浊，中焦痰湿，清浊升降失司，拟方新加苓桂术甘汤加减：

云茯苓30克　川桂枝10克　焦白术10克　姜半夏15克　广陈皮

9克 藿香叶（后下）15克 盐泽泻15克 巴戟天10克 明天麻10克 白菊花（后下）10克 生甘草9克 生姜5片

［病例4］张某，女，1988年4月（戊辰二之气）出生，2008年5月29日（戊子三之气）诊。

头昏头重，恶心，呕吐，身酸软无力，脉弦数，舌红苔黄燥。三焦郁火。拟方如下：

酒大黄10克 川黄连10克 枯黄芩10克 生石膏30克 焦山栀9克 荆芥穗6克 嫩防风6克 净蝉蜕6克

［病例5］光某，女，1978年2月（戊午初之气）出生，2008年9月2日（戊子五之气）诊。

头目昏重五天。初始发于凌晨三四点左右，经潮登厕，突觉头晕眼黑，心慌出汗，双耳如蝉鸣。约数分钟后缓解。自后，每天都感觉头脑不清醒，昏昏沉沉，眼不欲睁，浑身酸软，嗜睡懒动，月经色淡红，如水之流。身瘦如削，肌肤干燥起屑，其夫云：本来就瘦（身高1.55米，体重38千克），又服“减肥药”，脉沉细弱，舌淡瘦，苔白。阳盛阴虚之体，津血本就不足，复用克伐之剂，以致肝肾并亏，心脾两虚，虚风内生。拟方乌梅柴胡汤加减：

小乌梅30克 醋柴胡9克 五味子10克 肉苁蓉15克 川桂枝10克 生白芍15克 生、熟地黄各15克 当归身10克 焦白术10克 红山参（另炖）10克 春砂仁6克 炙甘草5克 生姜5片 大枣10枚

［病例6］冯某，男，1964年4月（戊辰二之气）出生，2008年9月

20日（戊子五之气）诊。

云头晕眼花，经年不解，某医院诊断为“高脂、高黏血症”“大脑供血不足”。询之，身不运，物不动，头混不爽，视物不清，双手寸关脉皆弦滑，两尺沉细软弱，舌红，苔白厚腻，尿频腰酸，阳事不遂。此精血下亏，风痰上阻，上盛下虚之证。拟方如下：

大熟地黄15克　嫩鹿茸15克　山茱萸肉15克　西枸杞15克　春砂仁9克　姜半夏15克　炒枳实10克　云茯苓30克　广陈皮9克　血丹参30克　白菊花10克　明天麻10克　炙甘草9克

［病例7］李某，女，1966年8月（丙午四之气）出生，2009年2月6日（己丑初之气）诊。

自诉头晕，询之，身、物俱无移动感，周身困倦，纳呆，口苦，口干，脉沉细弦数，舌红，苔白，少阳风热上旋。拟方如下：

软柴胡15克　条黄芩15克　太子参10克　寸麦冬10克　苏薄荷9克　荆芥穗9克　生甘草9克

眩　晕

［病例1］赵某，男，1959年10月（己亥五之气）出生，2014年8月7日（甲午四之气）诊。

眩晕欲仆，呕恶多痰，身形肥胖，脉沉弦，舌胖嫩而宽大，苔厚腻而浊。太阴湿土、厥阴风木狼狈为患，拟方乌梅柴胡汤合新加苓桂术甘汤：

醋乌梅30克　醋柴胡10克　赤白苓各30克　川桂枝15克　苍、

白术各15克　淡干姜10克　制南星15克　白附子15克　炒白芍30克　姜半夏15克　炙甘草10克　生姜5片

每日两剂，分四次服。

6月15日二诊：眩晕已缓，呕恶已止，效不更方，守服一月。

［病例2］高某，女，1970年11月（庚戌终之气）出生，2015年6月10日（己未四之气）诊。

眩晕三年余，不能躺卧，躺卧则晕，站立行走则不晕，或晕轻微，如坐时，脊背不能靠墙，靠墙则亦眩晕不支，走过多家医院，求过几十位中西医生，诸治不效，诸药不应。

形体稍胖，面色乌黑，舌淡白，苔白浊腻，脉沉细弦，四季皆怕冷，大便溏薄，一日二或三次，饮食尚可，而食后腹胀。脾肾阳虚，太阳、太阴狼狈为奸，寒湿墩阜中焦，清气不升，浊阴不降，风木内扰，抚土备化与真武五苓汤加减：

黑附子30克　川干姜15克　川桂枝15克　巴戟天15克　赤白苓各30克　炒苍术15克　姜半夏15克　建泽泻30克　车前子10克　川牛膝15克　炙甘草10克　生姜5片。

十剂后腹胀见宽，二十剂后大便已实，眩晕亦见减轻，原方再加天麻15克，三十剂后眩晕已去。

［病例3］霍某，女，1975年1月（己卯初之气）生，2007年9月13日（丁亥五之气）初诊。

眩晕五年，如行雾中，时轻时重，近月来因工作压力大而眩晕加剧，伴恶心呕吐。西医谓脑供血不足，治之不效。刻诊：寸关弦数，两尺沉细，舌红，苔腻。此痰浊中阻，清气不升，浊气不降，肝风内扰而作晕，拟方柴胡天麻桂枝汤加减：

醋柴胡9克　明天麻10克　云茯苓15克　川桂枝10克　焦白术10克　姜半夏19克　广陈皮10克　条黄芩15克　炙甘草9克　苏薄荷（后下）10克

三剂而愈。

[病例4]卢某，女，1949年5月（己丑三之气）生，2007年9月21日（丁亥五之气）初诊

一日早起，与家人口舌，忽感房屋旋动，头昧不清，恶心呕吐，血压：190/110mmHg，在中心医院以脑血管病静点灯盏花素等，因输后感觉不舒而停输来诊。

刻下头晕头重，闭目不敢睁眼，睁眼则房屋旋转，墙倾地陷，脘腹胸胁胀痛，时而呕恶，脉弦硬，舌红苔厚腻。体禀湿浊，肝郁气逆，湿浊上泛而然，拟方柴胡天麻桂枝汤加减：

醋柴胡10克　炒枳壳10克　黑猪苓9克　赤茯苓15克　盐泽泻15克　焦白术10克　川桂枝9克　姜半夏10克　川牛膝15克　白菊花（后下）10克　明天麻10克　生姜5片

水煎日二服。

因呕恶，始服药不下，令嚼生姜，后可慢慢饮入少许，至夜服药一大碗，即入睡，醒后头已不晕，唯觉沉重发胀，天明续服本方，三日后均安。

[病例5]刘某，女，1996年9月12日（丙子五之气）出生，2007年

12月5日（丁亥终之气）来诊。

两年来经常眩晕，每因乘车而引发，诸项检查都做过，未果，后以“脑供血不足”治疗，未曾稍效。诊脉六部沉细而弦劲，舌边尖红赤，苔白腻厚浊，形盛（身高1.55米，体重70千克），痰湿中阻，清浊升降不常，拟方柴胡天麻桂枝汤加减：

软柴胡9克　姜半夏15克　焦白术10克　赤、白茯苓各15克　盐泽泻15克　明天麻10克　广陈皮10克　白菊花（后下）10克　净蝉蜕9克　条黄芩10克　炙甘草9克　生姜5大片

每日一剂。

服药十剂后来复诊，眩晕稍减，脉弦有力，于原方去天麻，加生大黄10克后下，并嘱节食，增加运动，再十剂后，体重减至64千克，眩晕基本痊愈，时而尚觉头昏，上方去大黄，又服十剂而愈。

[病例6]冯某，女，1947年7月23日（丁亥四之气）出生，2007年12月10日（丁亥终之气）初诊。

素患高血压，常服降压药，血压虽有所降而头晕头昏不减，诊脉弦细，两尺无力，形盛，小便不利，苔白滑腻，膀胱气化不行，水气上逆，拟方真武五苓汤加减：

黑猪苓15克　赤茯苓15克　盐泽泻15克　焦白术20克　川桂枝15克　川牛膝15克　川续断30克　桑寄生300克　夏枯草10克　石决明（先煎）30克　炙甘草9克

七剂。

12月17日二诊：近三天来血压基本正常（120/85mmHg），头昏头

晕减半，脉仍弦细，守方再十剂。

12 月 31 日三诊：脉沉细，舌淡白，头已不昏不晕，低压常维持在 80~90mmHg，高压常维持在 120~130mmHg 之间，后即不再用降压药，每周服此方 3 ～ 5 剂。

[病例 7] 薛某，女，1944 年 10 月 19 日（己未五之气）出生，2007 年 12 月 11 日（丁亥终之气）初诊。

头晕目眩一年，曾以“脑供血不足”及“梅尼埃病”治疗，似有缓解而眩晕时作不休。脉弦数有力，重按则缓软，形偏盛，舌淡白，苔白浊腻，此痰湿中阻，风火上扰，清浊升降不司。拟方如下：

云茯苓 30 克　川桂枝 10 克　焦白术 15 克　姜半夏 24 克　明天麻 20 克　荆芥穗（后下）9 克　苏薄荷（后下）9 克　焦山栀 9 克　炙甘草 9 克　净蝉蜕 6 克　生姜 3 片

水煎空腹服之。五剂。

12 月 17 日二诊：弦数已去，头晕稍减，两尺极沉细无力，上方去栀子、桂枝、薄荷，加大熟地 30 克，全当归 15 克，炒白芍 15 克，血丹参 30 克，好鹿茸（为末冲服）15 克。

七剂眩晕大减，守方再十剂眩晕止。

[病例 8] 贾某，女，1942 年 7 月 4 日（壬午四之气）出生，2007 年 12 月 11 日（丁亥终之气）初诊。

突然眩晕如坐舟船，头胀眼花，视物不清，心烦口渴，脉洪大而数，舌红苔黄，大便干燥，肝胃郁火，风火上旋，新加泻心汤加减：

生大黄 10 克　条黄芩 10 克　姜黄连 9 克　焦栀子 9 克　嫩防风 10

克　焦白术10克　云茯苓15克　广陈皮9克　全当归15克　荆芥穗（后下）10克　苏薄荷（后下）10克　生甘草9克

五剂而安。

[病例9]焦某，男，1968年12月10日（戊申终之气）出生，2007年12月13日（丁亥终之气）初诊

头晕五年，血压160/120mmHg，常服降压药，但仍头重脚轻，时而如在云雾中。刻诊：脉弦劲直，舌质暗红，舌苔浊腻干黄，面色红赤，易烦易怒，肝火化风，痰浊内阻，风痰上旋，柴胡四逆汤治之。拟方如下：

醋柴胡10克　荆赤芍15克　龙胆草10克　条黄芩15克　清半夏15克　茯苓30克　青皮10克　川楝子10克　云茯苓15克　生石决（先煎）30克　生牡蛎（先煎）30克　明天麻15克　川续断15克　嫩钩藤（后下）10克

[病例10]代某，女，1976年9月5日（丙辰五之气）出生，2008年2月25日（戊子初之气）初诊。

头眩头昏，烦躁心悸月余，脉洪数，舌红赤，苔黄燥，三焦郁火，拟方四黄发郁汤加减：

焦山栀10克　枯黄芩10克　川黄连10克　川黄柏10克　生石膏30克　毛知母10克　生大黄（后下）10克　生麻黄6克　薄荷叶（后下）10克　生甘草9克

三剂。

3月1日二诊：心悸、眩晕止，而头尚昏重，尿急尿频，脉沉数。

细生地 10 克　川木通 10 克　甘草梢 9 克　淡竹叶 10 克　绿升麻 8 克　生大黄 9 克　白菊花（后下）9 克

五剂。

[病例 11] 李某，女，1952 年 9 月 18 日（壬辰五之气）出生，2008 年 2 月 26 日（戊子初之气）初诊。

头晕时作时休，时轻时重，行走步履不稳，常服降压药。近一月来，双足底麻木如踩绵上。脉沉细而弦，舌紫暗，苔白厚腻，拟方柴胡四逆合乌梅柴胡汤加减：

醋乌梅 80 克　醋柴胡 10 克　条黄芩 10 克　全当归 15 克　荆赤芍 15 克　明天麻 15 克　川牛膝 15 克　化青皮 9 克　川楝子 10 克　生杜仲 15 克　桑寄生 15 克　肉苁蓉 30 克　白僵蚕 15 克　炙甘草 10 克　生姜 3 片　大枣 5 枚。

水煎服，五剂。

3 月 3 日二诊：足麻已减大半，偶有微麻，瞬间即去，咽中干痒，去杜仲、肉苁蓉、姜、枣不用，加北沙参 15 克，寸麦冬 15 克，五剂。

3 月 8 日三诊：足麻未再作，头晕也较前减轻，口咽已不干痒。腰膝酸软，头重不举，改用苓桂术甘汤、五苓散合地黄饮子进退服之，血压稳定在 130/90mmHg 左右。

[病例 12] 张某，女，1964 年 8 月 3 日（甲辰四之气）出生，2008 年 3 月 9 日（戊子二之气）初诊。

头晕三年，西医以“脑供血不足”治疗，久不见效。刻诊：自觉心下空虚，如饥如渴，饮食则觉脘中顶堵不快，因之饮食甚少，心悸汗出，周身乏力，语低气微，脉六部举之弦滑，稍按则虚软，尺中似无，形体肥胖，面色萎黄，舌淡苔白腻。此脾肾两虚，痰湿中阻，清不升，浊不降之故，拟方疏土运阜加减：

云茯苓30克　焦白术15克　川桂枝10克　姜半夏15克　软柴胡9克　炒莱菔子15克　炒枳实10克　广陈皮9克　焦山楂、炒麦芽、焦神曲各10克　白菊花（后下）15克　炙甘草10克　生姜5片。

3月16日二诊：五剂后，心下宽快，头晕稍减，饮食能进，脉仍弦虚，守方续服。9月7日携儿媳来诊，云服此方日见其轻，共20剂全安如今。

[病例13] 李某，女，1947年3月14日（丁亥二之气）出生，2008年3月18日（戊子二之气）诊。

昨日晨起床时，突生眩晕，身摇欲坠，恶心呕吐，心悸，出汗，头不能转动，转动则益甚，躺卧休息后缓解。随后即身软乏力，心烦口苦，头皮发麻，头目发胀，眼睛发热而痒，怕风，恶寒。脉弦数，拟方柴胡四逆汤和四黄发郁汤：

软柴胡9克　条黄芩9克　酒大黄9克　川黄连6克　太子参9克　姜半夏9克　川桂枝6克　炒白芍6克　炙甘草9克　苏薄荷（后下）10克　生姜3片　大枣5枚

[病例14] 杨某，女，1967年12月10日（丁未终之气）出生，2009年3月25日（戊子二之气）诊。

头目眩晕三个月。形体瘦削，面色黄滞微黑，常吐痰涎，饮食则欲呕，脉弦滑，舌体胖大，边红赤，苔白腻，拟方新加苓术汤加减：

云茯苓 30 克　川桂枝 15 克　炒苍术 15 克　盐泽泻 15 克　川厚朴 9 克　姜半夏 15 克　淡干姜 10 克　醋柴胡 9 克　条黄芩 9 克　白菊花 9 克　炙甘草 9 克

[病例 15] 吕某，男，1935 年 7 月 6 日（庚戌四之气）出生，2008 年 4 月 9 日（戊子二之气）诊。

头晕目眩，走路摇晃不稳，骨蒸潮热，饮食则呃，口苦眼干。脉细沉数，舌红少苔。少阳风热，肝肾阴虚，拟方柴胡四逆汤加减：

银柴胡 10 克　条黄芩 9 克　太子参 10 克　清半夏 10 克　细生地 30 克　胡黄连 10 克　天冬 10 克　焦白术 10 克　明天麻 15 克　菊花炭 15 克　炙甘草 10 克

[病例 16] 高某，女，1980 年 4 月（庚申二之气）出生，2008 年 8 月 4 日（戊子四之气）诊。

数年来，每至夏暑即发头晕，今夏发作剧于往年，自觉天旋地转，如到世界末日，心悸气憋，恶心呕吐，汗出如雨。一医检查，血压 60/40mmHg，空腹血糖 2.0mmol/L，予输液治疗（药物不详），眩晕减轻，但仍不能已。形瘦，面色苍白，脉沉细如丝，舌红赤，少苔，精血亏损，髓海空虚，阴火化风，风火上旋，拟方乌梅柴胡汤加味：

醋乌梅 90 克　生白芍 30 克　全当归 15 克　鹿茸 15 克　大熟地黄 30 克　五味子 10 克　龟甲胶 30 克　明天麻 20 克　菊花炭 15 克　川黄柏 15 克　炙黄芪 15 克　川牛膝 15 克　炙甘草 15 克

8 月 15 日二诊：眩晕已住，少气乏力仍旧，饮食少思，口干多汗，脉沉细。拟方如下：

醋乌梅 30 克　生白芍 15 克　太子参 20 克　寸麦冬 10 克　鹿茸 9 克　全当归 9 克　龟甲胶 30 克　明天麻 10 克　菊花炭 9 克　云茯苓 20 克　炙黄芪 15 克　春砂仁 6 克　炙甘草 15 克

8 月 23 日三诊：饮食渐增，精神转佳，时有恶心感，原方去龟甲胶、黄芪，加广陈皮 6 克，淡竹茹 9 克。

[病例 17] 芦某，女，1943 年 6 月（癸未三之气）出生，2008 年 8 月 11 日（戊子四之气）诊。

视物模糊半年，医院检查为“双眼白内障”，近又头晕，走路不稳，心烦，所闻所见皆不顺心，动辄发怒。脉沉细，尺中无根，阴精亏于下，相火动于上，拟方乌梅柴胡汤加减：

醋乌梅 60 克　醋柴胡 10 克　嫩鹿茸 10 克　细生地 15 克　山茱萸 15 克　女贞子 15 克　枸杞子 15 克　生白芍 15 克　全当归 10 克　川黄柏 15 克　山栀子 9 克　白菊花 10 克　炙甘草 9 克

[病例 18] 付某，男，1979 年 12 月（己未终之气）出生，2008 年 8 月 27 日（戊子四之气）诊。

一月前因突然眩晕而跌仆，时伴呕吐，心悸，自汗出。在某医院住院治疗。刻下仍感眩晕，走路不稳，手时颤。脉弦细滑，舌淡苔白滑。此脾失运化，痰饮为患，拟方新加苓桂术甘汤加减：

赤、白茯苓各 20 克　土白术 20 克　川桂枝 15 克　姜半夏 10 克　盐泽泻 15 克　明天麻 10 克　太子参 15 克　广陈皮 10 克　煅龙骨、煅牡蛎（先煎）各 30 克　炙甘草 10 克

[病例 19] 王某，女，1973 年 1 月（癸丑初之气）出生，2008 年 9 月 26 日（戊子五之气）诊。

头晕三天，如坐舟车，心中烦躁，每欲发怒，时时欲呕，心下不快。脉弦数，苔黄口苦。肝胆气郁，痰火上攻，拟方新加泻心汤加减：

生大黄 10 克　条黄芩 10 克　川黄连 6 克　龙胆草 10 克　焦山栀 9 克　姜半夏 12 克　云茯苓 15 克　荆芥穗（后下）6 克　广陈皮 9 克　花青皮 9 克　炒枳实 9 克　生甘草 9 克　苏薄荷（后下）15 克。

10 月 2 日二诊：心下渐觉宽舒，烦怒亦消，但头仍感如在云雾中，飘忽不定，脉弦数，目胀，视物昏花。

条黄芩 10 克　焦山栀 9 克　姜半夏 12 克　云茯苓 15 克　明天麻 10 克　白菊花 10 克　盐泽泻 15 克　广陈皮 9 克　荆芥穗 6 克　生甘草 9 克　苏薄荷 15 克

[病例 20] 王某，男，1938 年 5 月（戊寅三之气）出生，2008 年 10 月 11 日（戊子五之气）诊。

头晕头昏十数年，五六年前检查为“高血压”病（160/110mmHg），常服“卡托普利”“寿比山”等药控制血压。血压虽有降低，但头晕未甚好转，脉沉细，舌淡胖，手足凉，尿次频，尿量少，一次或只有几滴。心肾阳虚，气化不利，拟方真武五苓汤：

黑附子 30 克　炒白芍 15 克　荆赤芍 15 克　赤、白茯苓各 15 克　红山参（另炖服）10 克　焦白术 15 克　盐泽泻 15 克　黑猪苓 15 克　川桂心 15 克　川牛膝 15 克　车前子（包）15 克　生姜 30 克

10 月 18 日二诊：手足已温，怕冷亦减，尿量增多而尿次仍频，上方

加金樱子 10 克，覆盆子 10 克，益智仁 10 克，枸杞子 15 克；去赤茯苓、牛膝。

[病例 21] 曹某，男，1953 年 9 月（癸巳五之气）出生，2008 年 10 月 11 日（戊子五之气）诊。

头痛头晕，走路飘忽不稳，周身酸困，如同感冒，口干不欲饮，五心烦热，三四年来常年如此。因血压高（180/100mmHg），常年服用卡托普利、阿司匹林、丹参片等，脉沉弦数，尺中细弱。肝肾阴虚，风阳上亢，拟方乌梅柴胡汤加减：

醋乌梅 90 克　全当归 15 克　大熟地黄 15 克　生白芍 30 克　生龟甲 30 克　珍珠母 30 克　生龙骨、生牡蛎各 30 克　川牛膝 15 克　杭菊炭 10 克　明天麻 15 克　五味子 10 克　生麦芽 10 克

11 月 30 日二诊：上药服用三十剂后，头痛头晕大减，烦热若失，未再如感冒之感觉。因长期用降压药，自觉阳事日衰一日，因予方中再加入肉苁蓉、淫羊藿、枸杞子、炙仙茅各 10 克。允再服一月。

[病例 22] 董某，女，1940 年 9 月（庚辰五之气）出生，2008 年 10 月 13 日（戊子五之气）诊。

头晕一月，始轻后重，感觉头重脚轻，时欲眩仆。脉寸关滑数，尺部沉细而软，舌红，苔少。痰火上扰，精血下虚，拟方四黄发郁汤加减：

生麻黄 9 克　酒大黄 9 克　川黄连 9 克　条黄芩 9 克　全瓜蒌 10 克　石菖蒲 9 克　大熟地黄 30 克　嫩鹿茸（磨粉，另冲）15 克　白菊花 9 克　苏薄荷（后下）10 克　荆芥穗（后下）6 克　净蝉蜕 6 克　生甘草 9 克

10月23日二诊：头晕已去，口干口渴，心烦，时而全身烘热，热去则身冷。脉细数，舌红苔少。上方去三黄（大黄、黄连、黄芩），加生石膏、北沙参、寸麦冬各15克。

[病例23] 陈某，男，1969年9月（己酉五之气）出生，2008年10月18日（戊子五之气）诊。

头闷重而眩晕一周左右，脉弦滑，舌红，苔白腻。痰湿不化，清气不得升上，拟方新加苓桂术甘汤加减：

云茯苓30克　川桂枝10克　土白术15克　淡干姜10克　姜半夏10克　广陈皮9克　炒苍术9克　炒枳实9克　血丹参15克　荆赤芍9克　绿升麻9克　炙甘草9克

[病例24] 李某，女，1946年3月（丙戌二之气）出生，2008年10月24日（戊子五之气）诊。

头昏头晕三十余年，二十多岁时就出现双手颤抖至今，近一周头晕加重，时而恶心，欲呕而呕不出，口苦咽干。脉弦细数，舌暗红，舌下紫珠连连如豆，苔白。少阳风热，拟方柴胡四逆汤加减：

醋柴胡10克　条黄芩10克　太子参9克　清半夏10克　酒大黄10克　细生地黄10克　血丹参15克　白菊花9克　生甘草9克

[病例25] 赵某，女，1958年11月（戊戌终之气）出生，2008年12月3日（戊子终之气）诊。

素有眩晕病，每于心情不好或劳累时发作，发作时感觉天旋地转，恶心呕吐，呕吐痰涎甚多，痰涎吐尽则眩晕渐止。此次发作较前为甚，时间亦长，痰涎不尽，脉沉细滑，舌暗红，苔白滑腻。痰浊中阻，清气不升，拟方新加苓桂术甘汤加减：

云茯苓30克　川桂枝15克　焦白术10克　姜半夏15克　制南星15克　白芥子15克　炒枳实10克　广陈皮9克　明天麻9克　白菊花10克　荆芥穗6克　净蝉蜕6克　炙甘草9克　生姜5大片

[病例26] 王某，女，1958年2月（戊戌初之气）出生，2008年12月18日（戊子终之气）诊。

眩晕头昏，夜甚昼慧，已三年矣。脉寸部浮数，关尺弦细，心悸怔忪，郁火化风，上旋清空，拟方四黄散郁汤加减：

酒川军6克　条黄芩6克　川黄连3克　炙麻黄3克　明天麻15克　菊花炭15克　柏子仁10克　酸枣仁10克　筒远志9克　嫩防风6克　荆芥穗6克　霜桑叶10克　生甘草9克

[病例27] 贾某，男，1972年2月（甲子初之气）出生，2009年1月12日（戊子终之气）诊。

头晕，眼花，走路身飘半年，西医诊断为“脑供血不足”，常服西比灵等药。脉虚无力，两尺沉细，口干口苦，精血不足，肝火上逆，拟方乌梅柴胡汤加减：

醋乌梅60克　醋柴胡10克　细生地黄15克　全当归10克　枸杞子10克　生白芍15克　川楝子10克　五味子9克　女贞子15克　菟丝子15克　白菊花10克　条黄芩9克　生甘草9克

[病例28] 刘某，女，1956年2月（丙申初之气）出生，2009年6月15日（己丑三之气）诊。

头昏头晕头痛数十年，屡经中西医治疗，时效时不效，迁延至今。形瘦，色黑，性急躁，心下痞闷，头晕头痛时多伴呕吐，脉弦滑，两关弦数，舌红，苔白腻。此肝火挟痰，肆逆中焦，清气不升，浊气不降，拟方柴胡四逆汤加减：

醋柴胡 10 克　条黄芩 30 克　焦山栀 10 克　酒大黄 10 克　太子参 10 克　姜半夏 30 克　明天麻 20 克　云茯苓 30 克　焦白术 15 克　广陈皮 10 克　盐泽泻 15 克　白菊花（后下）16 克　炙甘草 15 克　生姜 5 大片

[病例 29] 岳某，女，1978 年 5 月（戊午三之气）出生，2009 年 9 月 15 日（己丑五之气）诊。

眩晕，乏力，浑身酸软懒动，畏寒怕冷，动则气息喘促，脉细弱，舌淡嫩而胖大，脾肾两虚，气血并亏，拟方乌梅柴胡汤加减：

醋乌梅 60 克　醋柴胡 10 克　炙黄芪 30 克　黑附子 30 克　补骨脂 10 克　大熟地黄 15 克　红山参 15 克　焦白术 10 克　云茯苓 15 克　全当归 10 克　炒白芍 10 克　桂圆肉 10 克　炙甘草 10 克　生姜 3 片　大枣 10 枚

口眼歪斜

[病例 1] 刘某，女，1984 年 2 月（甲子初之气）出生，2008 年 9 月 19 日（戊子五之气）诊。

半月前，睡醒后突然发现眼斜口㖞，翌日即在当地以“面神经麻痹”入院治疗，打针、输液十余日，病情依旧。刻下口眼向左㖞斜，说话或笑时特别明显，脉弦数，舌红苔白，风痰搏于少阳阳明，拟方柴胡天麻桂枝汤加减：

醋柴胡10克　桂枝9克　粉葛根15克　炙升麻9克　白僵蚕15克　明天麻15克　鸡血藤30克　川秦艽15克　白附子15克　制南星10克　全当归9克　桑寄生15克　炙甘草9克

9月28日二诊：服药七剂，口眼已正，唯在笑时商隐约㖞斜，守方续服10剂而安。

[病例2]谢某，男，1988年3月（戊辰二之气）出生，2008年12月27日（戊子终之气）诊。

口眼向右㖞斜一周，某医以外敷法治之不能正。近日感觉舌头麻木，口苦如吃药，脉弦而数。此风火夹痰流窜少阳，拟方柴胡四逆汤加减：

软柴胡9克　条黄芩9克　花青皮9克　天南星10克　白附子15克　明天麻10克　鸡血藤30克　桑寄生15克　淡全虫15克　白僵蚕15克　酒川芎9克　鸡血藤30克　生甘草9克

七剂。

并每日针刺地仓、颊车、曲池、合谷、上关、下关、太阳、攒竹、丝竹空、四白，泻右补左。

头　痛

[病例1]刘某，女，1961年9月10日（辛丑五之气）出生，2007年12月11日（丁亥终之气）初诊。

经前头痛头晕年余，痛如锥刺，经至则痛晕俱少减，服多药不效。刻诊：

月经方已十日，脉寸关弦数，尺中沉细无力，少阳风火上旋，拟方小柴胡汤进退治疗：

软柴胡10克　条黄芩10克　生大黄10克　辽细辛6克　淡全虫9克　明天麻15克　荆赤芍10克　全当归10克　荆芥穗（后下）9克　白菊花（后下）10克　炙甘草9克　苏薄荷15克

三剂。

12月14日二诊：头痛头晕依旧，自觉是额部晕痛，去细辛、党参，加石膏30克，栀子9克，五剂后，晕稍减而痛不轻，痛时仍如锥刺，盖久痛入络，久痛必瘀，遂改方为：

全当归10克　酒川芎9克　炒桃仁15克　淡全虫15克　全蜈蚣二条　白僵蚕15克　明天麻15克　白菊花（后下）15克　生石膏30克　生甘草10克

十剂。

12月27日三诊：头痛已去，但仍昏昧不爽，尺脉虚豁，肾精亏损，髓海不足。

大熟地黄30克　淮山药15克　山茱萸肉15克　枸杞子10克　菟丝子15克　龟甲胶（烊）10克　鹿角胶（烊）10克　广陈皮10克　怀牛膝15克　白菊花（后下）15克　炙甘草10克

十剂。

[病例2]陈某，男，1969年5月5日（己酉三之气）出生，2008年4月30日（戊子二之气）诊。

头痛头昏，视物昏花，腰酸腰痛，脉寸关弦数，两尺沉细，舌边尖红赤，苔白微黄，拟方小柴胡汤加减：

软柴胡 9 克　枯黄芩 9 克　明党参 9 克　清半夏 9 克　焦山栀 6 克　白菊花（后下）9 克　枸杞子 15 克　山茱萸肉 15 克　菟丝子 30 克　炙甘草 9 克

次年 1 月 13 日四诊：经来前，头痛未作，昏昧也甚微，守前方续服十剂。

[病例 3] 冯某，女，1973 年 8 月（癸丑四之气）出生，2007 年 9 月 12 日（丁亥五之气）初诊。

去年春因与家人怄气而突发头顶胀痛，恶心呕吐，治以吴茱萸汤而愈。今秋外感发热，住院输液，热退而头痛剧甚，初服止痛药痛尚可止，后再服诸止痛药，痛亦不休，因求诊于余。脉弦细，舌红苔白，头痛而眩，痛偏两侧，此少阳头痛，拟方小柴胡汤加减：

软柴胡 10 克　条黄芩 10 克　明党参 10 克　姜半夏 10 克　酒川芎 6 克　嫩防风 6 克　炙甘草 9 克　生姜 15 克　大枣 5 枚

水煎日三服，三剂痛已。

[病例 4] 张某，女，1983 年 4 月（癸亥二之气）出生，2007 年 9 月 21 日（丁亥五之气）其父代诉。

右侧头痛，其痛如裂，核磁检查未见异常，微细神经痛，治疗无效。余曰少阳头痛也。予小柴胡汤加川芎、天麻各 9 克，二剂而愈。

[病例 5] 岳某，女，四川人，1985 年 6 月 21 日（乙丑三之气）出生，2007 年 11 月 19 日（丁亥终之气）诊。

家人代诉：满头疼痛，游走不居，痛剧则呕吐痰涎，曾服正天丸、镇脑宁等药，痛不见减，余谓风所为患，拟方柴胡四逆汤加减：

醋柴胡15克　条黄芩10克　嫩防风9克　生石膏30克　明党参9克　化青皮9克　全当归9克　南吴茱萸9克　酒川芎9克　刺蒺藜9克　生甘草9克　生姜1片

煎服，一日三次。

12月11日家人来告，照方吃药五剂后头痛已愈。

[病例6] 代某，女，1976年9月5日（丙辰五之气）出生，2008年5月13日（戊子三之气）初诊。

浴后不慎，偶感风寒，后脑痛，乏力，时而出汗，瞬间又止，周身困楚，脉浮紧。

炙麻黄6克　川桂枝6克　炒白芍6克　光杏仁9克　酒川芎6克　藁本9克　川羌活6克　炙甘草6克　生姜3片　大枣3枚

[病例7] 杨某姨母，1951年11月10日（辛卯终之气）出生，2008年3月6日（戊子二之气）诊。

右颞部疼痛三个月，口干，舌木，脘胁胀满，CT、核磁等诸检查无果，脉弦细数，舌两边红，诸医不识此乃少阳郁火不散之故，但凭仪器以识病，其愚也如此，拟方柴胡四逆汤加减：

软柴胡10克　条黄芩15克　清半夏9克　太子参9克　花青皮9克　酒川芎10克　荆芥穗（后下）6克　嫩防风9克　辽细辛6克　生石膏30克　白僵蚕10克　生甘草9克　苏薄荷（后下）10克

[病例8] 张某，女，1971年8月5日（辛亥四之气）出生，2008年3月21日（戊子二之气）诊。

后枕及耳根部跳动样疼痛，平素睡眠不佳，口干口苦。脉弦滑，舌红苔黄腻，拟方柴胡四逆汤加减：

醋柴胡10克　条黄芩15克　化青皮9克　炒川楝9克　酒大黄10克　清半夏9克　川藁本9克　血丹参15克　生龙骨、生牡蛎（先煎）各30克　生甘草9克　苏薄荷（后下）10克

[病例9] 刘某，女，1968年11月19日（戊申终之气）出生，2008年3月24日（戊子二之气）诊。

眉心疼痛，上延及额，头昏且重，困倦嗜睡，治疗六年未愈。脉沉细，舌尖红赤，苔中黄厚，大便三四日一次，黏滞难解，食诸物，皆无味，拟方四黄散郁汤加减：

酒大黄9克　川黄连6克　条黄芩9克　玄明粉6克　粉葛根30克　香白芷10克　生石膏15克　炒苍术10克　川厚朴9克　大荆子9克　炙甘草9克　鲜荷叶1张

[病例10] 郭某，女，1978年10月18日（戊午五之气）出生，2008年5月9日（戊子三之气）诊。

脑后疼痛，头昏不爽十余日，脉浮濡，舌淡红，苔白腻。风寒挟湿感于太阳。拟方如下：

炙麻黄6克　川桂枝9克　荆赤芍9克　光杏仁10克　川羌活9克　香藁本9克　蔓荆子9克　淡全虫15克　辽细辛9克　生石膏30克　炙甘草9克　生姜3片

[病例11]张某，男，1968年2月（戊申初之气）出生，2008年8月29日（戊子四之气）诊。

头痛发胀而闷，或左侧痛甚，或右侧痛甚，或脑后、头顶痛甚，游移不定。历经数月，诸治莫效。脉浮数带弦，舌红，苔白。三阳风火上扰清窍，拟方柴胡天麻桂枝汤加减：

川桂枝9克　软柴胡9克　生石膏30克　明天麻10克　条黄芩10克　全当归15克　酒川芎6克　荆芥穗6克　苏薄荷5克　姜半夏9克　白菊花6克　生甘草9克

[病例12]邓某，女，1963年6月（癸卯三之气）出生，2008年11月10日（戊子终之气）诊。

两颞部疼痛十余年，时好时犯，犯病每在春季及心情不好时。脉弦细，舌红苔白。风热犯于少阳，拟方小柴胡汤加减：

软柴胡10克　条黄芩10克　明党参10克　姜半夏10克　荆赤芍10克　酒川芎9克　白蒺藜10克　白菊花10克　荆芥穗6克　嫩防风10克　炙甘草9克　生姜3片　大枣五枚

[病例13]李某，女，1963年5月（癸卯三之气）出生，2008年11月24日（戊子终之气）诊。

后脑部疼痛麻木，时作时休，时轻时重，已三四年。血压高（100/150mmHg），血脂亦高，常服降压药。脉弦细，舌暗红，苔白腻，面颊红赤，心悸，心中时热如焚，多梦，易发脾气。金不制木，阴虚阳亢，拟方柴胡四逆汤和四黄散郁汤方：

醋柴胡10克　条黄芩10克　姜半夏15克　炒枳实10克　化青皮9

克 石决明30克 珍珠母30克 生龙骨、生牡蛎各30克 酒大黄9克 生白芍15克 明天麻15克 川黄连9克

[病例14]樊某，女，1965年4月（乙巳二之气）出生，2009年6月25日（己丑三之气）诊。

头痛绵绵，时作时休，烦闷胁痛，食少纳呆，面色黄而不泽，脉弦而细，舌淡苔两边厚，肝脾不调。拟方如下：

软柴胡12克 炒枳实10克 明党参10克 焦白术10克 广陈皮9克 绿升麻9克 全当归9克 荆赤芍6克 酒川芎6克 醋香附9克 云木香6克 焦山楂9克 炙甘草9克

脑 鸣

[病例1]蒋某，男，1947年4月（丁亥二之气）出生，2008年8月7日（戊子四之气）诊。

头中鸣响四年。2003年冬其父去世为父守灵，灵堂哭声数日，入葬后，众人皆寂，唯自己头中依然哭声如旧。自此之后，每等寂静时，即头中嘤嘤作响，几经治疗，鸣响如故。刻下，脉两寸浮数，关尺沉细，视物模糊不清，闻声时有风吹，五心烦热，眠差梦多。此本风木偏胜之体，复因丧亲过伤心神，阴精不充髓室，风挟火势升旋之故也，宜大补脑髓，而息风降火，拟方仿乌梅柴胡汤：

醋乌梅60克 醋柴胡10克 生白芍30克 大熟地黄30克 细生地黄30克 肉苁蓉30克 五味子10克 鹿角胶15克 天冬30克 灵磁石30克 明天麻20克 川黄柏15克 毛知母15克 净蝉蜕9克

[病例 2] 张某，男，1942 年 6 月（壬戌三之气）出生，2009 年 2 月 12 日（己丑初之气）诊。

两月来，脑中鸣响，如蚊蝇呼叫，烦乱不宁，睡眠不安，饮食不香，脉沉细，舌红赤少苔。精血亏损，脑海空虚之故，拟方乌梅柴胡汤加减：

醋乌梅 60 克　醋柴胡 10 克　川黄连 10 克　生白芍 10 克　五味子 15 克　大熟地黄 30 克　鹿茸 15 克　龟甲胶 15 克　筒远志 10 克　盐杜仲 15 克　灵磁石 30 克　生龙骨、生牡蛎各 30 克　鸡子黄 2 个

耳　目　门

迎风流泪

[病例 1] 杨某，1971 年 5 月（辛亥三之气）出生，2009 年 2 月 5 日（己丑初之气）诊。

三年前，晨起即流泪，未介意，近一月来，双眼见风即流泪不止，视物模糊，口苦，心烦，时时愦懑，精神疲倦，脉弦细数。肝血不足，风热内扰，拟方乌梅柴胡汤加减：

醋乌梅 15 克　软柴胡 10 克　条黄芩 10 克　生地黄 15 克　全当归 15 克　枸杞子 15 克　生白芍 10 克　车前子 10 克　白菊花 10 克　荆芥穗 6 克　生甘草 9 克

[病例 2] 柴某，男，1955 年 3 月（己未二之气）出生，2010 年 7 月 22 日（庚寅四之气）诊。

近两年来两目不时流泪，多不自觉，见风更甚，近一年来视物模糊。脉沉细弦，舌淡红苔白腻，脾虚土衰，风木内扰，乌梅柴胡汤主之。拟方如下：

醋乌梅 30 克　生白芍 15 克　白茯苓 30 克　川桂枝 15 克　土白术 20 克　车前子 10 克　枸杞子 10 克　五味子 10 克　软柴胡 9 克　嫩防风 9 克　全当归 9 克　决明子 10 克　炙甘草 10 克

眼睑下垂

［病例］秦某，女，1971 年 11 月 22 日（辛亥终之气）出生，2009 年 11 月 26 日（己丑终之气）初诊。

左眼上睑松弛下垂遮睛，不能自如睁开，眼球亦胀大外突。三年前，即已发现眼睑松弛，难以自如开合，但尚可开睁，曾于 2006 年 8 月询及余，余曰此脾气之虚所致，因不信中医，不愿服中药，乃辞去，曾往各大医院求治于西医。

求治于西医三年余，病未见好转，且日逐增重，致左眼上睑下垂，如垂帘遮目，完全不能少睁视物，眼球肿大如桃如李，凸起如球；右眼上睑亦见下垂，只可睁开如线一缝。被迫无奈，复来求余诊治。乃视其脉，六部皆沉细弦涩无力，不禁重按，指力稍重则似有似无，面目虚浮而忧郁，色萎黄憔悴，晦暗不泽，不时太息，不欲言语，语多则头痛且眩，舌淡苔腻；询及月经与大小便。曰三年来，月经先后不准，量少色淡如洗肉水，大便稀溏不成形，日二三次，小便时急迫不禁。乃谓病者曰：此病初得，仅脾气虚衰，脾阳不足耳，中医中药少事调补，即可痊愈。尔竟不信中医，而委诸西医，资其所措，辗转迁延至今，损而及肾，以至先后二天俱为亏损，酿成大患。为今之计，如信中医，当事补益脾肾，燮理阴阳，匡复气血，或望可愈。然此非数日之功，须以月计年数耳，愿则为汝治，否则已，另寻他医。

病者遂示，此次愿从余为其诊治。拟方真武五苓汤合抚土备化汤加减：

黑附子 30 克　紫油桂 15 克　淡干姜 15 克　红山参 15 克　焦白术 15 克　云茯苓 15 克　炙黄芪 30 克　嫩鹿茸 10 克　全当归 10 克　炒白芍 10 克　巴戟天 10 克　补骨脂 10 克　炙甘草 15 克　生姜 5 片　大枣 10 枚

日一剂，水煎日二服。

谨守上方，加减进退，服至三月余，左眼睑已可微微睁起，眼球亦见小，右眼睑睁闭开合，亦较前大为好转，患者大喜，乃仍守斯方加减续服，又三月，左睑已可完全睁开，双侧目睛，已恢复如常。患者恐再复发，嘱余为其巩固之，余乃照方配制丸剂一料，约可服二余月。

目　赤

［病例］郭某，男，2003 年 5 月（癸未三之气）出生，2008 年 8 月 26 日（戊子四之气）诊。

患儿双目红赤一周，流泪，多眵，羞明，舌红赤，苔黄，指纹紫红浮浅，肝胆风热上熏目系，拟方新加泻心汤加减：

酒大黄 5 克　川黄连 3 克　龙胆草 5 克　焦山栀 3 克　全当归 5 克　血丹参 10 克　粉丹皮 9 克　金银花 15 克　白菊花 6 克　生甘草 5 克

水煎日三服。另以生大黄 10 克，大枣 10 枚，新汲水浸泡，露天一夜，绵帛蘸之，搽洗眼睛。

视物不清

[病例]樊某，女，1948年2月（戊子初之气）生，2007年11月13日（丁亥终之气）初诊。

右眼昏花，视物不清，如有物外障，眼科检查示：眼底混浊。脉沉，关部弦细，肝肾精血不足。拟方如下：

枸杞子10克　白菊花10克　生、熟地黄各10克　淮山药10克　山茱萸肉10克　盐泽泻6克　云茯苓6克　粉丹皮6克　草决明15克　全当归9克　炒白芍9克　密蒙花9克　车前子10克　川黄连6克

蜜丸如弹子大（12克），每次一丸，一日二次，连服三月。视物如常。

耳　鸣

[病例1]杨某，女，1953年1月5日（癸巳初之气）出生，2008年3月3日（戊子二之气）初诊。

耳中如蚊蝇声，三四年，心烦意乱，四处求治，检查无病。诊脉沉细，两尺似无，面色苍白，目暗无神，发鬓如雪，此肝肾精血亏损，髓海空虚，故而生鸣，拟方乌梅柴胡汤加减：

醋乌梅60克　生白芍30克　大熟地黄30克　蒸首乌30克　龟、鹿胶（烊）各15克　全当归15克　灵磁石30克　生龙骨、生牡蛎各30克　怀牛膝15克　山茱萸肉15克　净蝉蜕10克

三十剂。

4月2日二诊：耳鸣似乎减轻，精神明显见增，尺中脉已见，效不更方，原方守服两月。

8月14日三诊：耳鸣明显减轻，偶有感觉鸣响时，脉沉细有力，目光有神，嘱原方不增不减，制丸常服。

[病例2] 李某，女，1953年1月14日（癸巳初之气）出生，2008年5月10日（戊子三之气）诊。

耳中鸣响，如风如雷，时如下雨流水，某医院诊断为“神经性耳鸣”。刻下耳中如塞棉花，响如汽车行驶，舌尖疼痛，尿黄赤，脉弦数有力。心肝火旺，拟方柴胡四逆汤加减：

软柴胡10克　条黄芩10克　清半夏10克　龙胆草9克　焦山栀9克　荆赤芍15克　川木通9克　灵磁石30克　净蝉蜕9克　生甘草9克　川楝子9克　花青皮9克

[病例3] 牛某，女，1986年5月（丙寅三之气）出生，2008年6月29日（戊子三之气）诊。

突发耳鸣，一周余，如雷如风，心烦不安，夜难入睡，大便干燥带血，小便赤涩灼痛，脉弦大数，舌红赤，苔黄燥。肝胆三焦郁火，拟方柴胡四逆汤加减：

软柴胡9克　条黄芩10克　川黄连10克　龙胆草10克　焦山栀10克　酒大黄10克　生石膏30克　生地榆15克　川木通9克　生甘草9克　淡竹叶9克

[病例4]韩某，女，1966年12月（丙午终之气）出生，2015年4月18日诊。

耳鸣半年，诸药不效，六脉沉细，肝肾精血亏损，髓海空虚，填精补髓，拟方乌梅柴胡汤加减：

醋乌梅60克　生白芍15克　大熟地黄60克　五味子15克　制黄精30克　全当归20克　红山参（另炖）15克　肉苁蓉15克　炙甘草5克　鹿茸（研细分二次冲服）15克。

4月26日二诊：耳鸣基本停止，偶尔似有蚊蝇声，瞬间复止，嘱原方续服两周愈。

耳　痛

[病例]何某，男，1985年3月（乙丑二之气）出生，2008年7月3日（戊子四之气）诊。

两耳胀痛半月，闻听不聪，如物塞耳，打针、输液等，消炎治疗，耳痛不减。脉弦数，舌红赤，苔黄腻。肝胆湿热，循经上扰，拟方柴胡四逆汤加减：

酒大黄10克　条黄芩10克　龙胆草10克　焦山栀9克　醋柴胡9克　细生地黄10克　盐泽泻9克　川木通9克　当归尾9克　生甘草9克

耳中流脓

[病例]李某，女，1969年4月（己酉二之气）出生，2009年11月

21日（己丑终之气）诊。

耳中流脓，时作时休，十余年来诸治不愈，此西医所谓“慢性中耳炎”是也。近一周又发如初，耳中焮热，痒而微痛，脓液黄浊，有臭味，心烦易怒，脉弦细，两关数，尺弱，舌红，苔黄腻。少阳厥阴为火灼湿浸，恐生脓疮，先予清泻湿热，拟方柴胡四逆汤加减：

柴胡15克　黄芩15克　龙胆草10克　花青皮10克　天花粉15克　香白芷10克　制乳香、制没药各10克　白及10克　连翘壳15克　土贝母15克　穿山甲9克　广陈皮6克　生甘草10克

口鼻咽喉门

唇　肿

［病例］张某，女，1943年5月10日（癸未三之气）出生，2007年12月21日（丁亥终之气）初诊。

唇肿及颊，时作时消，肿时麻木，脉沉数有力，舌红苔厚，火郁脾中，拟方新加泻心汤加减：

生大黄9克　川黄连6克　条黄芩10克　粉丹皮9克　血丹参10克，荆赤芍9克　绿升麻9克　金银花15克　荆芥穗6克　苏薄荷10克　生甘草30克

口　　臭

［病例］王某，女，1960年8月（庚子四之气）出生，2008年12月2日（戊子终之气）诊。

口中气味臭秽数年，脉沉细数，舌红，苔厚腻微黄，大便黏腻，排出困难。湿热夹食，淤积中焦。拟方如下：

酒大黄10克　炒枳实9克　川厚朴9克　川黄连10克　炒苍术9克　广藿香10克　白豆蔻10克　玄明粉9克　广陈皮9克。

口　　糜

［病例1］解某，男，1993年3月（癸酉二之气）出生，2009年2月2日（己丑初之气）诊。

舌尖、舌两边以及两腮多处糜烂，色鲜红，疼痛不能饮食半月，脉沉数实，小便黄赤，大便干燥，三焦积火上灼口舌，拟方新加泻心汤加减：

酒大黄10克　川黄连10克　条黄芩10克　焦山栀9克　生石膏60克　粉丹皮9克　血丹参15克　炒枳实10克　绿升麻9克　川木通9克　淡竹叶9克　灯心草6克　甘草梢9克

［病例2］赵某，男，1942年5月（壬午三之气）出生，2009年4月7日（己丑二之气）初诊。

口舌糜烂二年余，食物则痛，常囫囵吞咽，故胃脘也常痞满不舒，中西药日不间断，时轻时甚。脉沉弦数，按之有力，膈胁痞硬，大便数日一次，坚而难下，舌赤烂而苔黄，拟方柴胡四逆汤合新加泻心汤：

软柴胡 20 克　酒大黄 20 克　生枳实 15 克　条黄芩 15 克　清半夏 15 克　生白芍 30 克　芒硝 10 克　粉丹皮 10 克　血丹参 15 克　云茯苓 15 克　生甘草 10 克

服后大下黑硬燥屎，极其秽臭，三剂后脘胁宽舒，五剂后口糜如失。

[病例 3] 叶某，女，1970 年 11 月（庚戌终之气）出生，2010 年 3 月 17 日（庚寅二之气）诊。

口疮二月余，两颊内、上下唇内、舌边尖，皆有大小不等之溃烂处，曾用红霉素、头孢类等各种抗生素，都不见效，且日又加重之势。脉沉数，撞指有力，面目红赤，语急而謇，唏嘘不止，平时嗜好辛辣。生年寒覆火郁，加之流年多用辛辣，肝胃积火愈甚，须当泻火发郁。拟方如下：

酒大黄 12 克　姜黄连 9 克　条黄芩 9 克　焦山栀 9 克　炒枳实 15 克　炒玉片 15 克　赤、白芍各 10 克　青连翘 12 克　绿升麻 12 克　苏薄荷 10 克　生甘草 9 克

口　苦

[病例] 吕某，男，1935 年 7 月 6 日（乙亥三之气）出生，2008 年 7 月 26 日（戊子四之气）诊。

口苦一周，无论饮食何物都觉苦涩，不欲饮食。脉弦数，舌红少苔，肺胃阴虚，三焦火盛。拟方竹叶石膏汤加减：

淡竹叶 10 克　生石膏 15 克　北沙参 15 克　寸麦冬 10 克　金钗石斛 10 克　清半夏 9 克　云茯苓 10 克　广陈皮 6 克　姜黄连 6 克　炒枳

实6克　炙甘草9克　粳米50克

口　渴

[病例]马某，女，1962年1月（壬寅初之气）出生，2010年3月15日（庚寅二之气）诊。

1974年怀孕时，发生口渴至今不愈。渴喜热饮，曾疑似“糖尿病”，几经西医检查，各项指标皆正常。近半月来，口渴加重，一日一夜间，必四、五暖水瓶水才可，除非入睡后，杯不离口。脉沉细数，舌红苔少，口唇干裂，肌肤干燥瘙痒落白屑。生年木火相生，肝阴已虚，今岁又遇少阳相火，非养肝滋阴，病必难已，然欲养阴，必求之阳，拟方乌梅柴胡汤加减：

醋乌梅30克　醋柴胡10克　生白芍30克　五味子10克　金钗石斛10克　明党参15克　全当归10克　条黄芩10克　云茯苓30克　生白术10克　淡干姜9克　川桂枝10克　炙甘草10克

此方服至二十五剂，口渴已大减，一日夜只需三四杯水即可，后仍服此方三十余剂而愈。

牙　痛

[病例]陈某，女，1953年5月（癸巳三之气）出生，2009年2月11日（己丑初之气）诊。

自幼常常发生牙痛，此次牙龈肿痛三天，酸甜冷热之物俱不能食，食之则痛甚，脉洪大数，牙龈红肿，舌赤苔黄，肝胃积火。

生石膏 100 克　玄参 15 克　川牛膝 30 克　粉丹皮 9 克　代赭石 100 克　川黄连 10 克　辽细辛 15 克

打　鼾

[病例]长某，男，1979 年 10 月（己未五之气）出生，2009 年 10 月 20 日（己丑五之气）诊。

一个月来，每睡即鼾声如雷，时欲窒息。脉弦滑，舌边遍布深深齿痕，舌苔厚腻而浊，痰浊停于肺胃，阻于气道，拟方新加苓桂术甘汤加减：

云茯苓 30 克　川桂心 20 克　炒苍术 20 克　姜半夏 20 克　皂角子 7 粒　白芥子 15 克　炒莱菔子 15 克　酒大黄 15 克　葶苈子 15 克　川厚朴 10 克　炒枳实 10 克　光杏仁 15 克　生甘草 10 克

鼻　燥

[病例]郭某，男，1949 年 5 月 10 日（己丑三之气）出生，2008 年 3 月 10 日（戊子二之气）诊。

鼻孔干燥而痛一月余，涕中带有血丝，脉寸关弦数，尺中弦细，舌红赤，肺胃郁火上干。拟方如下：

枯黄芩 10 克　霜桑叶 10 克　栀子皮 6 克　生石膏 30 克　细生地黄 10 克　寸麦冬 10 克　血丹参 9 克　茜草根 9 克　生甘草 9 克

七剂。

鼻　渊

[病例]田某，男，1987年9月13日（丁卯五之气）出生，2008年2月15日（戊子初之气）初诊。

鼻塞不闻香臭三年，时流黄涕，偶滴清水，头痛时作，以“鼻炎”“鼻窦炎”治疗不效。

刻诊：脉弦数，寸盛尺弱，舌红苔黄，额部及头角胀痛，张口呼吸，口干舌燥，热灼少阳，胆胃气郁，肺失宣通，拟方泻火肃肺汤加减：

生石膏30克　生大黄10克　软柴胡10克　枯黄芩10克　清半夏15克　龙胆草10克　广藿香10克　香白芷10克　辽细辛9克　辛夷花6克　苍耳子10克　生甘草10克　苏薄荷（后下）10克

五剂。

2月20日二诊：头胀痛减，黄涕少，鼻气稍通，可以鼻呼吸，但时仍须代之以口，仍不辨气味香臭，脉弦数，舌红，黄苔已薄。

守上方去柴胡、石膏，加炒苍术10克，光杏仁10克，葶苈子10克。十剂。

鼻塞咽痛

[病例]刘某，男，1966年3月（丙午二之气）出生，2008年9月11日（戊子五之气）诊。

外感后鼻塞月余，数医皆以“鼻炎”治，时通时不通，涕多黏稠，口干口渴而不欲饮水，大便数日一行，解出困难。脉浮数，舌苔白腻湿热中阻，地道不通，肺气不宣，拟方泻火肃肺加减：

酒大黄 10 克　川厚朴 9 克　玄明粉 9 克　炙麻黄 9 克　光杏仁 15 克　生石膏 30 克　广藿香 10 克　龙胆草 9 克　辽细辛 6 克　香白芷 9 克　辛夷花 6 克　苦桔梗 9 克　生甘草 9 克

鼻流清涕

[病例]杨某，男，1981 年 11 月 18 日（辛酉终之气）出生，2007 年 12 月 2 日（丁亥终之气）初诊。

每至秋冬，或遇冷空气，即鼻流清涕，盈杯盈盂，擦拭不迭，有时也流黄浊涕，尚可闻及香臭。多方求治，中医、西医皆以“鼻炎”用药，分毫无效。刻诊：脉浮取弦紧，沉则弦迟，舌淡红，苔白水滑，畏寒，常须戴帽。此寒湿挟风伤太阳少阴，束肺卫，水液不得气化之故。拟方如下：

炙麻黄 9 克　淡附子 10 克　辽细辛 6 克　淡干姜 9 克　炒苍术 9 克　光杏仁 10 克　云茯苓 15 克　荆芥穗（后下）6 克　炙甘草 10 克　生姜 3 片，大枣 5 枚

水煎日三服，五剂而涕止病愈。

梅　核　气

[病例 1]马某，男，1989 年 4 月 4 日（己巳二之气）出生，2008 年 5 月 2 日（戊戌三之气）诊。

咽中如炙脔，咯之不出，咽之不下，喉头发痒，忙乱时无感觉，闲暇无事时则作，历时一年。脉弦细，舌红苔白。肝郁气结，拟方半夏厚朴汤主之：

姜半夏 15 克　姜厚朴 10 克　云茯苓 15 克　紫苏子 9 克　苦桔梗 6 克　生甘草 9 克　生姜 3 片

[病例 2] 贾某，女，1958 年 3 月（戊戌二之气）出生，2008 年 11 月 23 日（戊子终之气）诊。

外感后，咽喉干燥，如有物梗，咯之不出，咽之不下，含华素片、服慢咽舒宁等，皆不效。脉浮数，舌红苔微黄。热郁肺膈，拟方竹叶石膏汤加减：

淡竹叶 9 克　生石膏 15 克　姜半夏 9 克　寸麦冬 9 克　金银花 9 克　牛蒡子 9 克　苦桔梗 6 克　淡豆豉 9 克　生甘草 9 克

咽　喉　痛

[病例 1] 丁某，女，1987 年 5 月 10 日（丁卯三之气）出生，2007 年 12 月 5 日（丁亥终之气）来诊。

咽喉肿痛，鼻干痛，大便数日未解，以“扁桃体炎”输液三日，咽痛水不能下，脉沉数有力，舌红苔黄燥，口气秽恶，小腹按之硬痛，阳明燥结，邪热上熏，拟方泻火肃肺汤加减：

生大黄 15 克　姜黄连 6 克　条黄芩 6 克　川干姜 6 克　五味子 6 克　炒栀子 6 克　川厚朴 10 克　炒枳实 10 克　玄明粉 10 克　玄参 10 克

生甘草 9 克

水煎顿服，大便泻下燥结黑块五六枚，再服去芒硝、厚朴、枳实，加金银花 10 克，青连翘 10 克，板蓝根 20 克，生甘草 5 克。

二剂肿消痛止。

[病例 2] 杨某，男，1986 年 10 月 18 日（丙寅五之气）出生，2007 年 12 月 26 日（丁亥终之气）初诊。

咽喉干痛十余天，自觉自咽至胸口内燥热如焚，输多种消炎药一周，病仍如故。六脉数大有力，舌及咽峡红赤如血，口干口渴，每饮凉水两大碗，仍觉胸中如火烧，此肺胃郁火熏灼，非大剂寒凉不能灭其焰，拟方泻火肃肺汤加减：

酒大黄（渍，兑）10 克　枯黄芩 10 克　川黄连 10 克　焦栀子 10 克　生石膏 100 克　板蓝根 30 克　山豆根 15 克　大麦冬 15 克　苦桔梗 9 克　生甘草 30 克　淡竹叶 9 克

水煎日三服，三剂病去大半，五剂平。

[病例 3] 岳某，女，1947 年 7 月 20 日（辛亥四之气）出生，2008 年 2 月 25 日（戊子初之气）初诊。

咽喉肿痛一周余，用抗生素类药四天，咽痛不减，反觉周身困痛不舒。脉弦数，两寸盛大，咽峡红肿，疼痛不能饮咽，舌黄苔黄，大便六日未解，拟方泻火肃肺汤加减：

生大黄（后下）12 克　黄芩 10 克　姜黄连 9 克　玄参 15 克　生石膏 30 克　金银花 15 克　牛蒡子 9 克　板蓝根 10 克　生麻黄 3 克　苦桔

梗6克　生甘草10克

3月1日二诊：服药三剂，腹泻数次，咽痛大减，可饮水咽食，腰酸腰痛明显，脉细数，尺中无力。

苦桔梗9克　生甘草10克　金银花15克　片射干9克　霜桑叶9克　川羌活10克　大独活10克　桑寄生15克　酒川芎9克　怀牛膝15克　生杜仲10克

[病例4]孙某，男，1984年5月（甲子三之气）出生，2008年6月12日（戊子三之气）诊。

体禀君火，湿遏热伏，其毒上熏口舌，故致口舌生疮，咽喉肿痛，脉来濡数，宜三黄加减泄火祛湿。拟方如下：

酒大黄10克　川黄连10克　条黄芩10克　生石膏30克　板蓝根15克　山豆根15克　玄参10克　白豆蔻9克　淡竹叶9克　灯心草1摄　生甘草9克

[病例5]李某，女，1984年10月（甲子五之气）出生，2008年6月17日（戊子三之气）诊。

咽喉干痛，几经输液，反复发作。面颊红赤，口咽干燥，欲饮不多，心烦，手足心热时作时已，脉细数，舌红苔薄。肝肾阴虚，相火上炎，滋阴降火。

胡黄连10克　川黄柏10克　细生地黄15克　玄参15克　天冬10克　阿井胶10克　川牛膝10克　川木通9克　板蓝根15克　苦桔梗9克　生甘草9克　鸡子黄（冲）2个

[病例6]于某，女，1961年10月（辛丑五之气）出生，2008年7月

12日（戊子四之气）诊。

咽干咽痛一周，用“氨苄”“甲硝唑”等药，咽痛未去而胃痛又起，因停西药，转求中医。刻下喉痒咳嗽，咽干咽痛，胃脘嘈杂时痛，脉弦细数，舌红少苔，拟方仲景甘草汤加味：

生甘草30克　苦桔梗10克　太子参9克　生白术9克　云茯苓15克　玄参15克　板蓝根15克　山豆根10克　广陈皮9克　全瓜蒌10克　大贝母9克

[病例7]孙某，女，1988年5月（戊辰三之气）出生，2008年10月17日（戊子五之气）诊。

十天前，先是咽喉肿痛，继则舌尖糜烂疼痛，服消炎药五天，舌咽疼痛反加重。脉洪大数，浮沉皆搏指有力，舌尖边有凸起之小朱砂点与糜烂。此寒覆火郁体质，素喜辛辣，适遇戊子同化，三焦火炽，上熏口咽而致，拟方新加泻心汤加减：

酒大黄10克　条黄芩10克　川黄连10克　焦山栀9克　川木通9克　生石膏10克　金银花（后下）10克　血丹参10克　生麻黄6克　生甘草9克　苏薄荷（后下）10克

[病例8]谭某，女，1974年6月（甲寅三之气）出生，2008年12月17日（戊子终之气）诊。

咽喉红肿干痛三天，脉浮数，舌红苔微黄，风热上干。

生甘草30克　苦桔梗9克　玄参10克　板蓝根10克　山豆根9克　牛蒡子9克　青连翘10克　嫩防风6克　苏薄荷6克

[病例9] 马某，女，1996年五月（丙子三之气）出生，2007年9月21日（丁亥五之气）初诊。

咽喉疼痛一周，以扁桃体炎输液打针不效，吞咽困难，刻诊：体极瘦，脉细数，舌红少苔，咽喉红而不肿，此阴虚火炎，用仲景法，生甘草30克，苦桔梗6克，猪皮250克，煎汁频饮代茶，三日而已。

[病例10] 卫某，男，1993年10月12日（癸酉五之气）出生，2007年12月22日（丁亥终之气）初诊。

外感数日，鼻塞不通，咽喉疼痛，不能吞咽，服消炎药三天，病如故。诊脉浮数，舌红赤，咽夹部红肿，可见血丝浮露，拟方如下：

金银花10克　青连翘10克　板蓝根20克　山豆根10克　紫苏叶6克　苏薄荷6克　生甘草9克　苦桔梗6克　枯黄芩9克

服两剂效不显，乃思“火郁发之”之意，易方四黄发郁汤：

生麻黄5克　川黄连6克　大黄6克　条黄芩9克　焦栀子6克　生石膏30克　光杏仁10克　苏薄荷（后下）9克　苏薄荷（后下）10克　香白芷9克　苦桔梗6克　生甘草10克

三剂而愈。

舌上结节（舌菌）

[病例] 张某，男，1962年5月（壬寅三之气）出生，2008年9月17日（戊子五之气）诊。

舌尖、舌边生出结节，大如秫米，色红赤，微有疼痛，脉细数，心肝郁火，拟方新加泻心汤加减：

酒大黄 10 克　川黄连 10 克　枯黄芩 9 克　焦栀子 9 克　川木通 9 克　细生地黄 15 克　粉丹皮 9 克　血丹参 10 克　苏薄荷 9 克　生甘草 9 克　淡竹叶 3 克

煎水冲入生蜂蜜 50 克，频频含咽。

临证医案之胸胁·手足腰背门

胸　胁　门

胸膈闷胀

［病例］杜某，男，1962年4月（壬寅二之气）出生，2008年9月2日（戊子五之气）诊。

胸膈内满闷憋胀半月。先前曾有此发作，未甚介意，此次发作因与他人发生口角，较以前严重，感觉气出不来，胀而且痛。脉沉弦，肝郁气滞，拟方柴胡四逆汤加减：

醋柴胡10克　条黄芩9克　炒枳壳10克　青、陈皮各9克　酒川芎9克　川桂心3克　川楝子9克　光杏仁10克　姜半夏9克　炙甘草6克

胸　　痛

［病例1］韩某，女，1959年9月（己亥五之气）出生，2009年11月23日（己丑终之气）诊。

半年来常常发生胸中闷痛，西医诊断为“冠心病，心绞痛”，治疗不断，胸痛依然，转寻中医治疗，虽易数医，皆以“心绞痛”为治，故来诊时即诉自己为“冠心病，心绞痛”，并告余曰：西医、中医都找遍了，中药、西药也吃遍了，就是不见效。余视其脉，沉细弦滑，面色虚浮，舌淡白，苔滑腻，乃谓病者曰：此非冠心病，原系痰浊阻于胸膈之胸痹证，余为汝试治之。患者不信余言，谓：半年来我走过很多大医院，经过很多有名的医生、专家，看了后，都说是冠心病心绞痛，你说不是？余曰：我说不是！你相信就治，不信，走便是。患者思筹再三，云可一试。拟方如下：

全瓜蒌 30 克　小薤白 30 克　姜半夏 15 克　云茯苓 15 克　广郁金 10 克　淡干姜 10 克　广陈皮 10 克　光杏仁 15 克　炙甘草 10 克

药煎好后兑入白酒一大盅，顿服。一日二剂，二服。

11 月 26 日二诊：服药六剂，胸痛减半，胸闷已去，遂信余言，求再赐药。余就原方嘱再服十剂。

[病例 2] 李某，男，1983 年 10 月（癸亥五之气）出生，2009 年 5 月 17 日（己丑二之气）初诊。

胸痛五年，时作时休，痛则夜甚昼轻，多方检查，皆以心绞痛治，服“硝酸甘油”“心宝”“丹参滴丸”等。刻诊脉沉弦涩，舌暗红，舌边有青紫斑点，询之，谓五年前，打篮球争球时被人拳击胸部而发病至今。此胸络瘀血所致也，拟方柴胡四逆汤加减：

醋柴胡 20 克　炒枳壳 15 克　川牛膝 15 克　当归尾 10 克　酒川芎 10 克　醋元胡 15 克　荆赤芍 10 克　细生地黄 15 克　穿山甲 6 克　瓜蒌根 30 克　草红花 9 克　桃仁泥 10 克　炙甘草 10 克

童便、红糖引，食后服，一日二次，一周痊愈。

胁下逆满

[病例]张某，男，1968年5月20日（戊申三之气）出生，2007年12月27日（丁亥终之气）初诊。

胁下逆满，痞闷不通，时而呕恶，伴两耳瘙痒，额角生疮如粟，虽经中西医调治三月未愈。脉弦数，舌红，苔布两边，此热郁少阳之证。拟方如下：

软柴胡10克　枯黄芩10克　太子参9克　清半夏10克　酒大黄10克　炒枳实9克　焦山栀9克　龙胆草9克　炙甘草9克

4月5日（戊子二之气）诊：服大柴胡汤五剂，诸证平，近因家事着急，复有耳聋重听、目赤，头晕，口干口渴而不欲饮水，脉弦数细，舌红少苔。意欲再服去年方。乃予斯方加生地黄、麦冬各15克。

6月17日（戊子三之气）诊：4月时服药五剂，一如常人。一周前因与人生气，遂致胁腹胀满，不能饮食，食则胁腹胀痛呕逆，大便不畅，常觉欲便，而唯矢气无便，仍欲再服前方。诊得脉沉弦涩，舌暗红，苔黄腻。

醋柴胡10克　酒大黄10克　炒枳实10克　炒白芍10克　清半夏10克　花青皮10克　云木香9克　炒莱菔子10克　生姜3片

五剂而安。

胁　痛

[病例 1] 代某，女，2008 年 8 月 12 日（戊子四之气）诊。

上月伤暑，服白虎加人参汤合三味香薷饮剂而已，近因事业不顺，而致胁肋部走窜性疼痛，牵及背部，昼轻夜重，胸腹胀闷不快，睡眠亦差。脉沉弦，舌红苔白。议疏肝理气，兼以活血，拟方柴胡四逆汤加减：

醋柴胡 10 克　炒枳壳 10 克　青、陈皮各 9 克　荆赤芍 9 克　当归尾 9 克　草红花 9 克　川楝子 9 克　醋元胡 9 克　炙甘草 9 克　老葱管 3 寸

[病例 2] 杨某，男，1977 年 10 月 13 日（丁巳五之气出生），2008 年 8 月 13 日（戊子四之气）诊。

四个月前，因右胁部疼痛，在某医院肝胆科检查，诊断为“脂肪肝”“肝大”，住院用中西药治疗，疼痛稍有缓解，近日胁痛加剧，呈游走性窜痛，胁胀，时有恶心感，口干口苦，脉细数，舌红赤，苔薄白。肝阴不足，脉络失养，拟方柴胡四逆汤加减：

醋柴胡 9 克　荆赤芍 9 克　炒枳壳 6 克　醋元胡 15 克　炒川楝 9 克　细生地黄 15 克　全当归 9 克　酒川芎 6 克　丝瓜络 10 克　生甘草 9 克　橘子叶引

[病例 3] 周某，女，1940 年 4 月 12 日（庚辰二之气）出生，2009 年 8 月 21 日（己丑四之气）诊。

三年前，右侧胁肋疼痛，在自己医院检查为“胆结石”，服消炎利胆片等药排石消炎，疼痛时轻时重，食肉类或油腻食物即发作。近半年

来未发作，前几日因家事不顺，心情不好，胁痛发作，虽用各种药治疗，疼痛不止，往地区医院检查，仍确诊为“胆结石”。

患者形体臃肿，面色郁黯，时时太息，诊脉沉弦而涩，舌淡紫，苔腻而厚，脘腹胀满，饮食难下，此肝郁气滞而然，拟方柴胡四逆汤加减：

醋柴胡 15 克　姜半夏 15 克　炒枳实 15 克　炒白芍 30 克　花青皮 10 克　酒川芎 10 克　炒鸡内金 15 克　大金钱 15 克　广郁金 9 克　酒大黄 9 克　玄明粉 9 克　海金沙 10 克　生甘草 9 克

三剂而安，后患者将此方保留，一遇胁肋不舒，服之即愈。

岔　气

［病例］白某，女，1958 年 9 月（戊戌五之气）出生，2009 年 5 月 13 日（己丑二之气）初诊。

活动不慎，突发胸肋刺痛，吸气或大声说话则疼痛，此乃俗言之“岔气”病。诸医不知，为化验、透视、拍片、CT，诸检查无果，嘱住院观察，以防心血管病，输液、打针皆无效，反增疼痛，乃强行出院。脉微沉弦涩，他均正常，拟方柴胡四逆汤加减：

醋柴胡 15 克　炒枳壳 10 克　荆赤芍 10 克　紫苏梗 10 克　小茴香杆（通透）7 寸　姜半夏 10 克　炒川楝 9 克　麸炒青皮 9 克　生姜 5 片

水煎三沸，约一大碗，冲红糖 50 克，一口气服下，汗出而愈。

胸 痹

[病例 1] 韩某，男，1978 年 7 月 8 日（戊午四之气）出生，2008 年 5 月 21 日（戊子三之气）诊。

胸中憋闷，如有物窒塞，时有隐痛三个月，西医诊断为“冠心病，心绞痛”。脉两寸沉弦，关中紧数，形体肥盛，面含怒气，舌红，苔白浊腻。木盛火郁，痰浊不化，拟方柴胡四逆汤加减：

醋柴胡 10 克　花青皮 10 克　生枳实 10 克　酒大黄 10 克　紫桂皮 1.5 克　全瓜蒌 30 克　光杏仁 12 克　小薤白 10 克　姜半夏 10 克　广佛手 9 克　炙甘草 9 克

[病例 2] 吴某，女，1951 年 10 月（辛卯五之气）出生，2008 年 7 月 7 日（戊子四之气）诊。

胸中憋闷，似痛非痛，长息方快，纳呆食少，脉沉弦，舌红苔白厚腻，拟方柴胡四逆汤加减：

醋柴胡 10 克　炒枳实 9 克　全瓜蒌 10 克　小薤白 10 克　姜半夏 10 克　云茯苓 15 克　荆赤芍 9 克　焦山楂、炒麦芽、焦神曲各 9 克　青、陈皮各 9 克　炙甘草 9 克

[病例 3] 谭某，女，1941 年 9 月（辛巳五之气）出生，2008 年 12 月 5 日（戊子终之气）诊。

始因生气而胸中胀痛，后又外受风寒而咳嗽咯痰，或以“胸膜炎”治；或以“肺炎”治，或以“心绞痛”治，时逾二月，依然胸痛，痛引胁肋，咳嗽短气，痰中有血丝，口干口渴，脉浮而数，重取则弦涩，舌红，苔黄腻。

此肝郁化火，痰火停于胸胁之胸痹也。拟方柴胡四逆汤加减：

醋柴胡 10 克　全瓜蒌大者 1 个　小薤白 20 克　橘子皮 9 克　光杏仁 15 克　姜半夏 15 克　酒川芎 9 克　广郁金 9 克　川贝母 9 克　生石膏 15 克　青黛粉 6 克　生甘草 9 克

[病例 4] 高某，女，1957 年 11 月（丁酉终之气）出生，2007 年 9 月 20 日（丁亥五之气）初诊。

每至凌晨 1 点左右即胸脘“难受”，难以名状，似胀非胀，似痛非痛，似痒非痒，如有物在胸，气息急促不调。中心医院检查，怀疑“冠心病心绞痛”，诸药未效。刻诊：面色郁暗，目光忧郁，六脉沉弦而涩，舌暗红，苔白腻，时时太息，此肝郁痰阻，胸阳不申，而为胸痹，金匮方治之。

全瓜蒌 1 个　生薤白 15 克　云茯苓 15 克　广陈皮 9 克　光杏仁 12 克　炒枳壳 9 克　醋柴胡 9 克　酒川芎 9 克　炙甘草 9 克

煎成兑入清酒两盅，分两次饭后服下。

上药三剂后胸中霍然，了无他苦。

[病例 5] 王某，女，1989 年 5 月（己巳三之气）出生，2010 年 7 月（庚寅四之气）诊。

自初中恋爱失败后，寡言少语，拒绝交往，每天郁郁寡欢，时时欲哭，不思饮食，年余月经未潮。多方求治不愈。脉沉细涩，舌白苔腻，面色忧郁，百问不答。此或心肝郁滞，七情失调，予柴胡四逆汤开郁疏肝，调中。拟方如下：

醋柴胡9克　明党参9克　法半夏10克　炒白芍15克　炒枳壳9克　全当归9克　广郁金9克　石菖蒲9克　筒远志9克　柏、枣仁各10克　合欢花10克　炙甘草9克

[病例6]杨某，女，1988年11月（戊辰终之气）出生，2008年2月11日（戊子终之气）诊。

神情郁闷，独自坐卧，少言寡语，更恶与人交往，饮食少思，经水或衍后，或超前，忽多忽少，带下多。脉沉弦涩，舌暗红，苔白腻。此心有所欲而不达，肝气之郁也，拟方柴胡四逆汤加减：

醋柴胡10克　条黄芩9克　炒枳实10克　炒白芍9克　醋香附9克　花青皮9克　广佛手9克　酒川芎9克　炒苍术9克　焦山栀6克　六神曲10克　炙甘草9克　生姜3片　大枣3枚

[病例7]王某，女，1962年11月（壬寅终之气）出生，2008年12月28日（戊子终之气）诊。

十数年来，诸事少顺，心怀抑郁，胸脘痞闷，两胁发胀，时时太息，心悸不安，腰酸背痛，不思饮食，恶见人，有医谓“更年期综合征”，有医谓“抑郁症”，治之皆不效。脉沉弦而涩，重取似有似无，面色阴沉郁暗，舌暗红，苔白而厚腻。此肝气郁结，脾墩不运，肝脾失调之证也，拟方柴胡四逆汤加减：

醋柴胡10克　酒大黄10克　炒枳实9克　条黄芩9克　炒白芍10克　姜半夏15克　金毛狗脊15克　川羌活10克　川桂枝10克　云茯苓15克　焦白术9克　炙甘草9克　生姜3片引。

1月7日二诊：胸脘两胁稍宽，心悸未作，仍不思饮食，不欲见人，

脉沉弦涩。

醋柴胡 10 克　条黄芩 9 克　炒白芍 10 克　姜半夏 15 克　金毛狗脊 15 克　川羌活 10 克　川桂枝 10 克　云茯苓 15 克　焦山楂、炒麦芽、焦神曲各 10 克　春砂仁 9 克　广陈皮 9 克　炙甘草 9 克　生姜 3 片引。

2 月 2 日三诊：食欲渐开，面露喜色，诸证皆觉减轻，脉沉弦，舌红，苔薄白。效不更方，守原方续服，并宜调畅情志，参加一些集体活动。

手足腰背门

足麻背痛

[病例] 闫某，男，1945 年 9 月（丙戌五之气）出生，2007 年 12 月 8 日（丁亥终之气）初诊。

颈痛及背，背痛引腰，两足麻木四年。六脉沉细弦涩，舌质紫暗，太阳经气郁滞，血瘀不畅，拟方葛根汤加减：

粉葛根 30 克　炙麻黄 10 克　川桂枝 10 克　光杏仁 10 克　赤芍 15 克　鸡血藤 30 克　淡全虫 10 克　全蜈蚣 2 条　川秦艽 15 克　原桃仁 10 克　炙甘草 10 克　生姜 3 大片　大枣 10 枚

12 月 15 日二诊：上药五剂，项背疼痛缓解，腰痛足麻依旧，脉沉细涩，舌紫暗。上方加生黄芪 30 克，全当归 15 克，豨莶草 30 克。

12 月 27 日三诊：上药服十剂后，足麻大减，腰痛也轻，以时近春节，嘱春节后原方更加杜仲 15 克，续服十数剂。

2008年3月12日，相逢街头，云按方服药30余剂，痛、麻诸证俱解，一如常人。

足跟、足底痛

［病例1］赵某，女，1958年11月（戊戌终之气）出生，2008年10月28日（戊子五之气）诊。

中年生子，产后气血亏损，又及早下地操劳，走动过多，以致两足跟及足底疼痛，近半年来日渐加重，不能行走。六脉沉细涩，舌淡苔白。肝肾之虚也，拟方乌梅柴胡汤加减：

醋乌梅90克　川桂枝15克　炒白芍30克　全当归15克　五味子10克　大熟地黄30克　山茱萸肉15克　鹿角胶15克　龟甲胶15克　怀牛膝15克　酒川芎9克　炒杜仲15克　骨碎补15克制丸常服。

［病例2］王某，女，1958年11月（戊戌终之气）出生，2009年1月13日（戊子终之气）诊。

半年前行路不慎，跌伤腰部，四个月后，出现左足跟内侧疼痛，休息则痛减而渐止，走路时长则疼痛复作，痛处不肿不红，颜色如常，按压则疼痛，脉舌如常。此或跌伤，瘀血流注所致，拟方复元活血汤加减：

醋柴胡10克　草红花30克　穿山甲9克　全瓜蒌大者1个　桃仁泥15克　当归尾15克　酒大黄10克　骨碎补15克　川牛膝15克　鸡血藤30克　炙甘草10克药煎好后兑入100ml黄酒。

［病例3］郭某，男，1949年5月10日（己丑三之气）出生，2008年

3月24日（戊子二之气）初诊。

前曾因鼻孔干燥来诊，服药五剂即愈，此次求治足跟痛。自1998年起足跟疼痛至今，年重一年，日以止痛药缓解疼痛。脉沉弦细，尺中无力之极，腰膝也酸痛，显是肾虚精亏，非大补不愈，拟方乌梅柴胡汤加减：

醋乌梅60克　炒白芍30克　全当归15克　大熟地黄45克　鹿角胶15克　龟甲胶15克　肉苁蓉30克　骨碎补15克　炒杜仲15克　五味子10克　原桃仁15克　血丹参15克　黑木耳15克　炒食盐6克

三十剂。

[病例4] 申某，女，1978年3月22日（戊午二之气）出生，2008年2月14日（戊子初之气）初诊。

产后足跟痛，三个月。脉沉细，尺中涩弱，拟方乌梅柴胡汤加减：

醋乌梅30克　炒白芍15克　全当归15克　明党参10克　五味子10克　酒川芎10克　大熟地黄30克　菟丝子30克　补骨脂15克　大独活15克　鸡血藤30克　黑木耳15克　炙甘草10克　炒食盐1克

背　瞤

[病例] 杨某，男，1945年8月（己酉四之气）出生，2009年1月13日（戊子终之气）诊。

背部肌肉抽动近一个月。素因胃痛，食少，疲乏懒动，失眠，就诊于中心医院，以“幽门螺旋菌感染”治疗，未效，近月来，发生背部肌肉抽颤，数秒钟自止，每因饥饿或将进食时发作。脉弦细数，舌红少苔，口干而不欲饮水，乏力，纳少，恶食煎炒，身形消瘦，肌肤干燥皱褶，入睡困难，睡中易醒，醒后难入睡。肺胃阴虚，肝脾燥热仿竹叶石膏汤，拟方白虎护肝汤加减：

生石膏 10 克　毛知母 10 克　生白芍 10 克　西洋参 15 克　北沙参 10 克　寸麦冬 10 克　金钗石斛 10 克　春砂仁 9 克　醋柴胡 9 克　炙黄芪 9 克　全当归 15 克　川桂心 9 克　炙甘草 9 克　粳米 100 克

1 月 29 日（己丑初之气）二诊：服上方 15 剂，饮食大增，乏力、口干已去，肌肤稍丰，但仍少寐，脉仍细数，上方去桂心、柴胡、黄芪，麦冬，并加朱远志 10 克，朱茯神 15 克，合欢花 15 克。

血痹肢麻

[病例 1] 李某，女，1967 年 2 月 3 日（丁未初之气）出生，2008 年 2 月 17 日（戊子初之气）初诊。

双手麻木一月余，以“脑血管病”住院输液时天，麻木依旧，遂出院求治。脉沉弦而涩，舌暗红，苔白腻，厚衣重衾，仍呼天冷，云春节前洗衣物，水太凉，遂致如此，拟方治以当归四逆汤加减：

炙黄芪 30 克　全当归 10 克　川桂枝 15 克　荆赤芍 15 克　辽细辛 10 克　白通草 10 克　川羌活 10 克　明天麻 10 克　鸡血藤 15 克　黑附子 15 克　炙甘草 10 克　生姜 5 片，大枣 5 枚

2 月 24 日二诊：服药五剂，麻木尽去，云仍怕冷，遂于上方去细辛、通草、羌活、天麻，加炮干姜 10 克，巴戟天 10 克，附子加至 30 克，十数剂乃愈。

[病例2]狄某，女，1958年6月6日（戊戌三之气）出生，2008年3月5日（戊子二之气）诊。

手足麻木，大便不利，脉弦涩，舌暗红，拟方当归四逆汤加减：

生黄芪45克　全当归15克　川桂枝10克　川牛膝15克　赤、白芍各10克　桑寄生15克　白僵蚕10克　血丹参15克　番泻叶3克　生甘草9克　黄酒250克

[病例3]李某，男，1959年2月25日（己亥初之气）初诊，2008年3月23日（戊子二之气）诊。

左手拇、示、中三指麻木一月，其余皆无故，脉沉细舌淡苔白，拟方当归四逆合麻杏折金汤加减：

炙麻黄9克　全当归15克　川桂枝15克　紫苏子9克　白僵蚕15克　鸡血藤15克　荆赤芍10克　光杏仁15克　桑白皮15克　白芥子10克　炙甘草9克　嫩桑枝100克　生姜3片　大枣5枚

[病例4]吕某，男，1948年7月10日（戊子四之气）出生，2008年5月25日（戊子三之气）诊。

消渴经年，近来手足麻木，抚之如隔衣搔痒，抓握无力。脉弦虚涩，面晦不泽，舌暗红，苔白。肝血不足，气虚不行而为血痹，拟方乌梅柴胡汤加减：

醋乌梅30克　醋柴胡10克　五味子9克　明党参10克　生黄芪30克　当归尾15克　川桂枝15克　赤、白芍各10克　酒川芎9克　川牛膝15克　炒枳壳9克　炙甘草9克　生姜3片　大枣5枚。

[病例5] 王某，男，1952年1月12日（壬辰初之气）出生，2008年6月2日（戊子三之气）诊。

右手手指麻木，右下肢步履无力三个月，曾用天麻素、维生素类药治疗。劳力倍坚，形瘦肌削，面色黧黑，脉沉细涩。肝肾精血亏损，风寒外乘为痹，拟方乌梅柴胡汤加减：

醋乌梅60克　五味子10克　炙黄芪30克　川桂枝15克　炒白芍10克　全当归10克　巴戟天10克　山茱萸肉15克　怀牛膝15克　大独活10克　盐杜仲15克　黑附子15克　白花蛇（研粉冲）1条　炙甘草10克

[病例6] 于某，女，1955年5月（乙未三之气）出生，2008年8月8日（戊子四之气）诊。

双手麻木近三十年。1978年生产后，时觉四肢肌肉酸痛，继而诸关节疼痛，双手麻木，指关节肿大变形，三十年来，祛风湿药不曾间断。血虚骨疏，风寒痹阻，经络滞塞，拟方乌梅柴胡汤加减：

醋乌梅30克　川桂枝15克　赤、白芍各15克　片姜黄15克　明天麻30克　淡全虫15克　白僵蚕15克　白芥子15克　全当归15克　血丹参15克　鸡血藤30克　炙甘草10克　生姜3片　大枣5枚

手足汗出

[病例] 吴某，女，1981年4月（辛酉二之气）出生，2009年6月4日（己丑三之气）诊。

手、足汗出漉漉，方擦又出，并觉手足发胀已近一周。诊脉细数，

舌红苔少，口渴不欲饮。气虚不摄，阴液外逸，拟方当归六黄汤加减：

生黄芪30克　明党参30克　生地黄15克　熟地黄15克　川黄柏10克　毛知母10克　枯黄芩10克　麻黄根30克　全当归15克　煅龙骨、煅牡蛎各30克　寸麦冬15克　炙甘草10克　生姜3片　大枣10枚

肢　厥

[病例1] 马某，女，1969年6月（己酉三之气）出生，2008年7月7日（戊子四之气）诊。

两足冰冷，盛夏不温，一年余，右足拇指内侧麻木，脉沉迟，舌淡苔白，拟方当归四逆汤主之：

全当归30克　白通草10克　辽细辛10克　川桂心10克　川牛膝15克　酒川芎10克　赤、白芍各15克　炙甘草15克　生姜5大片　大枣10枚

[病例2] 耿某，女，1970年4月（庚戌二之气）出生，2008年11月12日（戊子终之气）诊。

手足发凉三四年，秋冬冰冷，春夏也不温，此为肢厥。脉沉细，舌淡红。少阴阳气不足，拟方当归四逆汤加减：

全当归15克　辽细辛10克　白通草10克　川桂枝10克　荆赤芍10克　血丹参15克　炙甘草10克　生姜5片　大枣10枚

每日或隔日一次，以仲师“当归生姜羊肉汤”为佐餐。

[病例 3] 刘某，女，1973 年 5 月（癸丑三之气）出生。2008 年 11 月 22 日（戊子终之气）诊。

手足四季发凉，身体消瘦，脉沉细迟弱，孕将四月。命门火衰，气虚血少。当归四逆汤加减主之，其中辛、桂，孕家当忌，然经有训：有故无殒亦无殒也。当归四逆用之无妨。拟方如下：

全当归 15 克　川桂枝 10 克　炒白芍 10 克　辽细辛 5 克　白通草 10 克　条黄芩 10 克　桑寄生 30 克　炒杜仲 15 克　炙甘草 10 克　生姜 3 片　大枣 10 枚

[病例 4] 吴某，女，1980 年 12 月（庚申终之气）出生，2009 年 3 月 14 日（己丑二之气）初诊。

四肢厥冷近十年，面色苍白，唇甲色淡，月经色淡如水，量少，每潮不过两天，脉沉迟，尺肤如冰，拟方当归四逆汤加减：

川桂枝 30 克　炒白芍 15 克　全当归 30 克　辽细辛 10 克　白通草 15 克　鸡血藤 30 克　黑附子 30 克　酒川芎 9 克　大熟地黄 10 克　炙甘草 20 克　生姜 50 克　大枣 10 枚

[病例 5] 杜某，女，1980 年 7 月（庚申四之气）出生，2009 年 4 月 21 日（己丑年二之气）初诊。

两脚冰冷经年，脉沉迟细，舌淡红，苔薄白润。少阴真阳不运，议四逆汤法。拟方如下：

黑附子 15 克　川干姜 10 克　川桂枝 15 克　川牛膝 15 克　荆赤芍 10 克　辽细辛 10 克　全当归 30 克　炙甘草 10 克

骨节寒冷

[病例]马某，男，1973年6月（癸丑三之气）出生，2008年11月27日（戊子终之气）诊。

双膝关节、髋关节、足踝，肩、肘关节寒冷不禁一年余。一医治疗近半年，未果。询之：病生于2005年秋季，时冒雨骑摩托二十余里，之后，便觉周身大关节处寒冷难耐，以绵裹之不温，如此日甚一日，而各关节但冷不痛，若经活动则冷可缓解。六脉浮取微涩，沉则弦数，舌红，苔白，饮食二便、起居劳动，皆如常。前医曾用桂附近半年未效，此非阳为寒郁，荣卫不通，不能温煦骨节乎？依仲师法拟方：

软柴胡10克　川桂枝10克　炒白芍9克　酒川芎9克　炒枳壳9克　苍、白术各9克　太子参10克　炙黄芪15克　全当归9克　炙甘草9克　生姜3片

每日一剂。

12月26日二诊：上药服之近三十剂而脉证依旧。遂改弦易辙，步前医之尘，再事温阳。

黑附子30克　川桂心10克　辽细辛9克　嫩鹿茸9克　巴戟天10克　炙黄芪20克　全当归10克　酒川芎9克　炒白芍10克　炙甘草15克　生姜5片

1月9日三诊：服上方十四剂，无任何反应，关节仍寒冷如前，脉仍浮涩沉弦，乃思或桂附热剂量微力弱，沉寒涸冷难化，乃逐渐增加附子用量，终至500克，复加干姜、鹿角胶、巴戟、补骨脂等大热之剂，服之三月，关节寒冷依然如故，然亦无不良及毒性反应。至5月30日，终

以治之不效而罢手。

两脚厥冷

[病例]孙某，女，1955年4月（己未二之气）出生，2009年2月11日（己丑初之气）诊。

两脚寒冷不温数年，近日活动迟钝，迈步无力，脉沉细而迟，恶寒怕冷，夏日尚须着绵。少阴真阴亏虚，真阳不足，是为寒厥，拟方当归四逆汤加减：

黑附子30克　川桂心15克　炒白芍15克　鹿角胶15克　全当归15克　辽细辛15克　白通草15克　盐杜仲15克　怀牛膝15克　大熟地黄30克　炙甘草15克　生姜3片　大枣5枚

瘛　疭

[病例]鲁某，女，1948年2月（戊子初之气）出生，2008年11月14日（戊子终之气）诊。

三十年前，生完第二个孩子后，发生两手臂、手指拘挛抽搐，旁人抚摸按摩之，移时自愈，遇冷或生气时容易发作。近二年来发作频繁，一到秋冬，几乎夜夜皆发。脉沉细迟涩，舌淡白。肝脾肾精血亏损，阳虚寒生，筋脉失于濡养温煦，拟方乌梅柴胡汤加减：

小乌梅60克　炒白芍60克　醋柴胡10克　五味子15克　炙甘草30克　黑附子30克　全当归15克　肉苁蓉15克　川桂枝10克　鸡血藤30克　生姜3片　大枣12枚

每日一剂，嘱服三月。

手指麻痛

[病例]吴某，男，1951年10月10日（辛卯五之气）出生，2007年12月18日（丁亥终之气）初诊。

双手示指、中指昼麻夜痛一年。麻木或疼痛时，活动则减轻，中心医院检查，颈椎三至七椎间隙狭窄，为“颈椎病”，经牵引及药物治疗三个月，病情依旧。

刻诊：脉沉弦而紧，舌淡白，畏寒怕冷，云于2005年腊月为春节准备菜蔬，接触冰水时间过长（约半天）而遗此疾。此手阳明、手厥阴二经寒闭阳郁，荣卫痹阻不畅所致，当名血痹，拟方仲景黄芪桂枝五物汤加减：

生黄芪30克　川桂枝15克　赤、白芍各15克　全当归15克　片姜黄10克　川羌活10克　炒枳壳9克　花青皮9克　粉葛根10克　淡全虫10克　血丹参15克　炙甘草9克　生姜3片　大枣5枚　嫩桑枝1把为引

水煎日三服。

12月27日二诊：三剂后，白昼麻木减轻，七剂后，夜间疼痛亦减，病人欲按原方再服十剂。

次年2月7日来告曰：盖方服至六剂后，诸恙皆平，余药未再服。

身　痛

[病例1]郭某，女，1976年8月（丙辰四之气）生，2007年9月9日（丁亥年五之气）初诊。

产后周身疼痛三年余，昼轻夜重，天寒及阴雨是疼痛加剧，脉沉弦紧，面色微青，拟方仲景乌头汤合附子汤加减：

炙麻黄15克　川桂枝10克　光杏仁12克　赤白芍各10克　黑附子30克　炒苍术10克　酒川芎10克　全当归10克　生川乌10克　生草乌10克　蜂蜜200克

兑水共煎一时许，分二次空腹服下。服后汗出痛减，再服五剂，身痛愈，虽夜间阴雨天也未再痛，唯觉困楚不舒而已，原方去二乌，减麻黄为10克，再十剂而愈。

[病例2]井某，女，1977年4月22日（丁巳二之气）出生，2008年3月5日（戊子二之气）初诊。

产后四肢、背膂疼痛一年余，西医予抗风湿药治疗，用药则痛缓，停药则痛作，且致周身浮肿。四肢、颈项、腰背疼痛，肢节僵硬，活动受限，畏寒怕冷。脉沉迟弦涩，舌淡苔白。此产后百脉空虚，风寒之邪乘虚直入，痹于肌肉筋骨，拟方理中汤加味：

黑附子30克　焦白术15克　红山参10克　赤、白芍各15克　云茯苓15克　全当归10克　炙二乌各15克　羌活、独活各15克　川秦艽15克　炙甘草30克

十剂。停服所有西药。

3月17日二诊：肢节疼痛，难以活动，脉沉迟弦涩，守上方，加乌梢蛇30克，淡全虫10克，黄酒250克，十五剂。

4月10日三诊：肢节疼痛，畏寒怕冷诸证均缓解，脉仍沉弦，效不更方，原方续服三十剂。

5月15日四诊：身肿已消，四肢疼痛减去大半，受寒见风则疼痛加甚，项腰尚强痛不柔，脉沉弦，守方再服三十剂，并以此方制丸，续服一年。

[病例3] 薛某，女，1985年9月3日（乙丑五之气）出生，2008年4月8日（戊子二之气）诊。

产后约四十天，两膝及腘窝处疼痛，昼轻夜重。云新产于新房，房内潮湿。诊脉皆沉细无力，舌淡红，苔白滑腻，时时恶寒，两腿膝疼痛而酸重病在腿膝，而根缘少阴，拟方仲景麻黄附子细辛汤加减：

炙麻黄9克　炙附子15克　辽细辛6克　大秦艽15克　大熟地黄15克　全当归10克　炒白芍10克　酒川芎9克　川牛膝15克　宣木瓜10克　炙甘草15克

七剂。

4月17日二诊：恶寒罢，酸重减轻，而疼痛如前，脉沉细弦。

炙麻黄6克　炙附子15克　辽细辛9克　大秦艽15克　大熟地黄15克　全当归10克　炒白芍10克　酒川芎9克　川牛膝15克　宣木瓜10克　炙甘草15克　淡全虫15克　乌梢蛇30克

三十剂。

5月11日三诊：腿膝尚觉微痛，见风则稍重，前方，去麻黄、细辛、木瓜，加炙黄芪30克，焦白术10克，嫩防风9克，服十剂。

[病例4]罗某，女，1978年5月13日（戊午三之气）出生，2008年4月14日（戊子二之气）诊。

夏月生产，不慎风寒，因致两膝，腰胯以及全身疼痛。服药则痛减，停药则疼痛复作。刻下，两膝、肘、腕关节及腰胯痛不可动，动则痛剧，遇凉则甚，得温则舒，形寒怕冷，脉沉迟细涩，舌淡红，苔白嫩，拟方仲景附子汤加减：

黑附子30克　红山参15克　焦白术15克　云茯苓30克　赤、白芍各10克　怀牛膝15克　片姜黄10克　川桂枝10克　大秦艽15克　羌、独活各10克　炙甘草10克

水煎每日一剂，并以此方加淡全虫30克，乌梢蛇30克，辽细辛15克，共为细末，蜜制为丸，每丸中5克，一日二次、一次1丸。

[病例5]王某，女，1980年9月（庚申五之气）出生，2008年7月6日（戊子四之气）诊。

新产后调护失宜，而致周身关节疼痛，曾服芬必得等药。刻下四肢不温，疼痛游走不定，脉浮涩，尺中细弱，遵仲景法。拟方如下：

黑附子15克　川桂枝10克　赤、白芍各10克　土白术10克　嫩防风10克　川牛膝10克　乌梢蛇30克　明天麻10克　淡全虫15克　炙甘草15克　生姜3片　大枣5枚

8月2日二诊：身痛稍缓，时自汗出，原方去桂枝，加炙黄芪30克，麻黄根15克。

[病例6]祖某，女，1962年9月（壬寅五之气）出生，2008年7月

8日（戊子四之气）诊。

产后不慎，感受风寒，全身肌肉疼痛，不能转侧，及各关节疼痛麻木，屈伸不利，三年来治疗不断。刻下身肢皆痛，昼轻夜重，阴雨冷天亦加重，腰膝酸软，精神困倦。脉沉细，两尺极弱。强肝肾以壮筋骨，通脉络以祛风寒，按仲景法治之。拟方如下：

黑附子30克　焦白术15克　川桂枝15克　羌、独活各10克　川乌、草乌各10克　淫羊藿15克　炒杜仲15克　大熟地黄30克　骨碎补15克　淡全虫30克　炙甘草30克

[病例7]周某，女，1940年6月（庚辰三之气）出生，2008年7月6日（戊子四之气）诊。

肢节拘急疼痛已二十余年，自行医治，服中西药，并针灸挑刺，时轻时重。刻下双膝弯曲不能伸直，行路蹒跚，双手指节强直，关节肿大变形。脉沉弦细数，尺中不及指，舌淡苔白腻。禀赋清寒，阳气不足，产后肝肾精血亏损，又受风寒侵袭，筋脉失于滋养，寒阻痰凝血瘀，故致如斯，治之者，非血肉有情之品，大滋大补，不足以复精血之虚；依仲景法，非桂附芥虫之品，大热大开大散，不足以散寒化瘀开结。拟方如下：

炮附子30克　川桂心25克　土白术15克　红山参15克　炒白芍30克　鹿角胶30克　龟甲胶30克　虎胫骨（酥制，代）15克　乌梢蛇30克　淡全虫15克　明天麻30克　白芥子15克　炙甘草30克

自谓解医，无须用此贵重之剂而婉言拒服。2003年其夫来告，自用火疗，以致下肢瘦损瘫痪，双臂强直，难以动弹。噫！仲景曰：微数之脉，慎不可灸，因火为邪，则为烦逆，追虚逐实，血散脉中，火气虽微，内攻有力，焦骨伤筋，血难复也。此自取其祸，聪明反被聪明误者也。

[病例8]朱某，女，1970年3月（庚戌二之气）出生，2009年1月3日（戊子终之气）诊。

全身肌肉痛一年余，在当地以“风湿病”治疗，身痛时轻时重。自觉四肢沉重，身体笨重，全身肌肉酸痛，恶寒发热，脉浮而濡，舌红苔白腻，风湿相搏太阳，荣卫之气不和，久病入络，拟方仲师桂枝附子汤加减：

川桂枝15克　荆赤芍15克　黑附子15克　川羌活9克　大独活9克　川秦艽15克　嫩防风9克　乌梢蛇15克　淡全虫10克　全当归10克　辽细辛9克　丝瓜络9克　炙甘草10克

腰　痛

[病例1]马某，女，1964年10月14日（甲辰五之气）出生，2007年12月5日（丁亥终之气）初诊。

腰酸腰痛，时轻时重，以“腰椎病”治疗半年，酸痛不减，刻诊：脉沉弦，尺无力，身臃肿，舌苔白腻厚浊，肝肾两虚，湿浊不化，先与化湿，后补肝肾，拟方甘草干姜茯苓白术汤加减：

淡干姜10克　云茯苓15克　苍、白术（炒）各10克　辽细辛6克　川秦艽15克　金毛狗脊15克　当归尾15克　炙甘草9克

十剂。

12月15日二诊：脉沉细弦，腰痛减轻，于上方中去细辛、苍术，加大熟地黄10克，山茱萸肉10克，炒杜仲15克，鹿角胶（烊）10克，炒川断10克，每日一剂，续服半月。

2月23日三诊：腰酸腰痛已，自觉精神疲惫，意欲再施补益，遂遵

仲景法拟方：

黑附子10克　大熟地黄10克　全当归10克　炒白芍10克　酒川芎6克　明党参10克　加白术9克　云茯苓15克　炙甘草9克　生姜3片　大枣5枚

十至二十剂。

[病例2] 吕某，女，1970年7月20日（壬戌四之气）出生，2008年2月17日（戊子初之气）初诊。

六脉细弱，面色暗黑，腰膝酸痛近五年，肝肾精血亏损，少阴阳气不足，拟方仲师附子汤加味：

黑附子30克　焦白术10克　红山参10克　炒白芍10克　云茯苓15克　大熟地黄20克　全当归10克　酒川芎10克　淮山药15克　鹿角胶（烊）10克　怀牛膝15克　桑寄生15克　酒续断15克

五剂。

2月24日二诊：腰膝酸痛大减，面色稍朗，守方续服半月。

[病例3] 曹某，女，1984年9月1日（甲子五之气）出生，2008年3月17日（戊子二之气）初诊。

腰胯、膝关节疼痛六年，某医院诊断为“强直性脊椎炎”，非大剂量激素、抗炎不能止痛。脉弦细迟涩，尺部细弱，舌淡红，苔白腻，肌肤瘦削，面色青暗，肾阳之虚，须寻求仲师法。拟方如下：

炙甘草50克　焦白术30克　黑附子60克　川桂枝20克　生川乌15克　生草乌15克　云茯苓15克　辽细辛10克　乌梢蛇30克　荆赤

芍 15 克　生麻黄 30 克　生白蜜 250 克

兑长流水 1000 毫升，浓煎至 400 毫升，分两次服下，停用所有西药。

3 月 21 日二诊：服药三剂，汗出痛减，腰膝肢节较前灵活，脉弦细迟涩。守上方减半量，每日一剂，连服半月。

4 月 9 日三诊：腰膝疼痛减去大半，上方进退制为丸剂，服至半年而愈。

[病例 4] 周某，女，1978 年 7 月 2 日（戊午四之气）出生，2008 年 3 月 18 日（戊子二之气）初诊。

腰痛数年，昼轻夜重，活动后疼痛亦减，曾以“腰椎病”治疗无效。脉弦细涩，舌暗红，舌下紫珠连属，面色郁暗，云自生完孩子之后即如此。此乃瘀血为患，拟方桃核承气化裁：

炒桃仁 15 克　酒大黄 10 克　荆赤芍 15 克　西红花 9 克　川桂枝 15 克　川牛膝 15 克　桑寄生 15 克　大独活 15 克　辽细辛 9 克　橘子核 10 克　荔枝核 15 克　参三七（打粉，分冲）5 克　炙甘草 10 克

黄酒引。

3 月 27 日二诊：服药后，下黑色大便约四天，腰痛明显减轻，守方续服半月而愈。

[病例 5] 张某，女，1978 年 7 月 10 日（戊午四之气）出生，2008 年 3 月 25 日（戊子二之气）诊。

腰痛腰酸，连及少腹，本月月经当至未至，又兼呕逆频作，脉沉细弦，舌淡苔腻，当先和胃，故拟方：

姜半夏 12 克　云茯苓 15 克　广陈皮 10 克　川黄连 9 克　淡竹茹 10

克　全当归 9 克　酒川芎 9 克　炒白芍 9 克　醋元胡 10 克　醋香附 9 克　炙甘草 9 克　生姜 5 大片

[病例 6] 李某，男，1980 年 5 月（庚申三之气）出生，2008 年 7 月 22 日（戊子四之气）诊。

右侧腰绞痛四天，某医院检查确诊为“肾结石”，右肾结石 1.6mm×1.2mm，左肾结石 0.9mm×1.0mm，左肾有积水约 2.1ml，医院建议碎石治疗。患者恐惧，求中医治疗。脉沉弦，舌红，苔黄厚腻，湿热浊气，下注互结，拟方柴胡四逆汤加减：

醋柴胡 12 克　炒白芍 30 克　焦白术 15 克　炒枳壳 30 克　鸡内金 15 克　生牡蛎 30 克　海金沙 15 克　广郁金 15 克　冬葵子 30 克　生大黄 12 克　花青皮 10 克　玄明粉（间日一用）10 克　炙甘草 15 克

水煎顿服，一日一剂。嘱每日三次跳跃运动。

8 月 5 日二诊：服药至第三天晚，排尿时尿道刺痛，随即尿出小块沙石六块，大如大米，小如粟米，腰痛顿失。后于尿液中不时可见沙粒样细小结石，昨日往医院做 B 超检查，右肾可见细碎如米粒状结石三块，左肾未见结石。遂守原方去玄明粉，加滑石 30 克，十剂收功。

[病例 7] 樊某，男，1994 年 8 月 11 日（甲戌四之气）出生，2017 年 11 月 11 日诊。

腰痛，排尿不畅，三个月，经山东某医院 B 超确诊为“肾结石”。于 12 月 15 日回乡，在某医院住院治疗，大夫谓，结石太大，不好排，要手术或做碎石治疗，因来求中医治疗。患者形体肥胖，肤色黯黑，语声亢厉，性情急躁，脉沉细，弦涩而有力，舌体淡胖，舌苔厚腻而浊，肝气过盛，疏泄不利，脾土壅塞，湿浊不化，沉淀凝结为石。拟方柴胡四逆汤加味：

醋柴胡 15 克　炒枳实 15 克　炒白芍 40 克　姜半夏 15 克　花青皮 10 克　炒川楝 10 克　炒鸡内金 30 克　海金沙 30 克　广郁金 15 克　酒大黄 10 克　净芒硝 15 克　冬葵子 30 克　川木通 9 克

嘱其服药中多饮温水，并配合跳跃活动。

11 月 22 日二诊：云服药三剂后，尿盆中见有如沙石大小不等之块状物，腰部已觉舒服如既往。七剂服完后，往本市中心医院 B 超检查，未见结石。诊脉仍沉细而弦，但已无涩象，舌苔较前稍薄而仍浊腻，恐其结石再生，故照原方减量，并去大黄、玄明粉，加黑附子 15 克以助下焦气化及中焦运化之功，而杜结石再生之源。

[病例 8] 李某，男，1973 年 5 月（癸丑三之气）出生，2016 年 12 月 2 日（丙申终之气）诊。

两年前，因尿道狭窄而手术治疗，两月前，诊断为“肾结石”，腰痛，畏寒，大便稀薄，排尿困难，脉沉弦涩，舌淡苔白腻。肾阳虚而不化。拟方抚土备化汤加味：

熟附子 30 克　川桂心 15 克　焦白术 15 克　巴戟天 15 克　云茯苓 30 克　血丹参 15 克　炒枳壳 15 克　醋柴胡 12 克　炒鸡金 30 克　海金沙 30 克　冬葵子 15 克　生牡蛎 30 克　炙甘草 15 克　生姜 5 片

药后多饮开水，配合跳跃运动。

12 月 23 日二诊：服药十五剂后，感觉尿道较前通畅，腰痛稍减，畏寒减轻，大便已稠，脉仍沉弦，照方续服。

[病例9] 毛某，女，1962年10月（壬寅五之气）出生，2008年8月27日（戊子四之气）诊。

腰痛连腿一年余，诸药不效。腰不能弯，也不能左右转动，疼痛放射至两腿，两腘肿硬，热敷则痛减。脉沉弦紧。病起产后当风，风寒乘血脉之虚而入侵筋骨，痹阻脉络，拟方抚土备化汤加减：

黑附子30克　淡干姜15克　土白术15克　淮山药15克　云茯苓30克　明党参15克　怀牛膝15克　炒杜仲15克　川、草乌各10克　炙甘草10克

[病例10] 张某，女，1978年8月（戊午四之气）出生，2010年10月12日（庚辰五之气）诊。

腰酸腰痛五六年，西医诊断为“椎间盘脱出”，做牵引治疗。近两天酸痛加剧，不能俯仰，活动受限，脉沉紧，舌淡红。脾肾寒湿之过，拟方甘姜苓术合附子汤加减：

黑附子30克　明党参15克　淡干姜15克　云茯苓30克　焦白术15克　炒杜仲15克　桑寄生15克　川秦艽15克　橘子核10克　荔枝核10克　酒川芎10克　金毛狗脊15克　炙甘草10克

[病例11] 胡某，女，1978年8月（戊午四之气）出生，2008年9月24日（戊子五之气）诊。

腰部微有不适，似乎疼痛，细细体会又觉不痛。一月前单位体检，体检报告谓有“肾结石”，要她住院留观，之后便有腰部不适感觉。求证于余，诊其脉，浮沉皆缓和匀调，舌淡红，苔薄白，饮食二便如常。此本无疾，体检报告无中生有也，告曰：无病！无须治疗。

[病例12] 尹某，女，1978年4月（戊午二之气）出生，2008年10

月 11 日（戊子五之气）诊。

上月人流后，腰酸腰痛，引及背部，面色苍白，神疲身倦，脉浮微沉细，舌淡苔白，气血亏损，肝肾两虚。

大熟地黄 30 克　淮山药 15 克　山茱萸肉 15 克　粉丹皮 6 克　云茯苓 10 克　怀牛膝 15 克　桑寄生 15 克　川续断 15 克　全当归 10 克　炒白芍 10 克　阿井胶 10 克

[病例 13] 李某，女，1974 年 5 月（甲寅三之气）出生，2008 年 11 月 26 日（戊子终之气）诊。

腰酸腰痛两周，月经量少，面色苍白，脉沉弦紧，肝肾两虚，风寒袭于督脉，拟方甘姜苓术汤加味：

黑附子 30 克　焦白术 15 克　淡干姜 10 克　云茯苓 15 克　大熟地黄 15 克　全当归 10 克　酒川芎 9 克　桑寄生 15 克　金毛狗脊 15 克　炒杜仲 15 克　辽细辛 9 克　大独活 15 克　炙甘草 10 克

[病例 14] 李某，男，1954 年 12 月（甲午终之气）出生，2009 年 6 月 12 日（己丑三之气）诊。

腰痛两年余，今岁加重，身重怕冷，虽盛夏也须绵裹始舒，服中西药皆不效。六脉沉迟而细涩，尺肤冰冷渗指，舌白胖。仲景曰，腹重如戴五千钱者是也，拟方甘姜苓术汤加味：

淡干姜 30 克　云茯苓 30 克　焦白术 30 克　黑附子 60 克　金毛狗脊 15 克　桑寄生 15 克　辽细辛 15 克　炙甘草 30 克

五剂而愈。

[病例 15] 支某，女，1957 年 10 月（丁酉五之气）出生，2009 年 9

月18日（己丑五之气）诊。

腰腿疼痛半年，久治不效，脉沉迟而细，腰肢沉重，舌体胖嫩，脘腹沉闷，拟方甘姜苓术汤加味：

川干姜15克　云茯苓15克　焦白术15克　炒苍术15克　桑寄生15克　淫羊藿15克　川、草乌各10克　宣木瓜10克　炒杜仲15克　桑寄生15克　羌、独活各15克　炙甘草10克

腿　痛

[病例1]董某，女，1932年9月（壬申五之气）出生，2008年6月24日（戊子三之气）诊。

术后化疗，股膝疼痛不解，不能行走，动则身软，气短，人瘦色黑，目少精光，脉细涩无力，尺中空虚。肝木受克，筋脉为病，精血亏损，筋骨失养，拟方乌梅柴胡汤加减：

小乌梅30克　醋柴胡10克　熟地黄15克　红山参（另炖）15克　全当归15克　墨旱莲30克　骨碎补15克　生杜仲15克　山慈菇15克　五味子9克　光杏仁10克　淡全虫30克　炙甘草10克

[病例2]王某，男，1928年8月（戊辰四之气）出生，2008年8月16日（戊子四之气）诊。

腿膝疼痛一周，不能行走，昨日扶杖而行时跌倒在地，腿痛益甚，膝胫多处青紫。着棉衣来诊，脉沉细，舌淡白，拟方附子汤加味：

黑附子30克　焦白术15克　红山参10克　荆赤芍15克　参三七

9克　血丹参15克　川、怀牛膝各15克　大独活10克　炒杜仲15克　炙甘草10克

[病例3]牛某，男，1980年9月（庚申五之气）出生，2008年8月11日（戊子四之气）诊。

双膝关节疼痛三年，服西药疼痛可得缓解，但不服药仍然疼痛。刻下全身肿胀，双膝关节酸痛抽搐，活动受限，难以行走，面色苍白，怕冷喜暖。脉沉细弦涩，舌淡，苔白腻。岁金太过，肝木受邪，阳虚寒乘，筋骨失养，拟方仲景附子汤加味：

黑附子30克　焦白术15克　炒白芍15克　红山参15克　云茯苓15克　紫油桂10克　辽细辛10克　大熟地黄15克　全当归15克　骨碎补15克　淡全虫30克　乌梢蛇30克　炙甘草30克

[病例4]彭某，1971年11月（辛亥终之气）出生，2008年10月21日（戊子五之气）诊。

自去年六月份始，双膝关节疼痛，屈伸行走都较困难，经某医院检查，为“半月板损伤”。经治少效。六脉沉弦而涩，尺部尤为细弱。肝肾精血亏虚，寒湿痹于经脉筋骨，拟方桃核承气汤加减：

炒桃仁30克　川桂心15克　酒大黄9克　骨碎补15克　炒杜仲15克　荆赤芍15克　怀牛膝15克　威灵仙15克　全当归10克　酒川芎9克　全蜈蚣3条　淡全虫15克　炙甘草10克

11月1日二诊：药服至五剂，关节痛明显减轻，因近日饮食失节而腹胀腹泻，因于上方中去蜈蚣、全虫，加土白术10克，炒莱菔子9克。

[病例 5] 周某，男，1968 年 12 月（戊申终之气）出生，2008 年 10 月 22 日（戊子五之气）诊。

双膝关节疼痛二年，曾在医院拍 CT，诊断为“骨膜炎”。脉沉细，尺弱涩，肝肾精血亏损，风寒痹阻，拟方乌梅柴胡汤加减：

醋乌梅 30 克　醋柴胡 10 克　大熟地黄 30 克　全当归 10 克　炒白芍 10 克　酒川芎 9 克　鹿角胶 10 克　龟甲胶 10 克　怀牛膝 15 克　炒杜仲 15 克　大独活 10 克　川桂枝 15 克　炙甘草 9 克

[病例 6] 周某，女，1950 年 12 月（庚寅终之气）出生，2008 年 12 月 30 日（戊子终之气）诊。

左膝关节痛数年，治疗不断，时轻时重。脉沉弦而紧，关节肿大，按之凹陷，刺之流清水，此大寒流于溪谷，非温散寒水，关节之痛难止。拟方如下：

黑附子 30 克　紫桂皮 15 克　川牛膝 15 克　赤茯苓 15 克　益母草 30 克　辽细辛 10 克　炒杜仲 15 克　血丹参 15 克　大独活 15 克　威灵仙 15 克　川、草乌各 5 克　炙甘草 10 克

外以川椒子 200 克，戎盐 200 克，共于锅中炒热，装入布袋围膝熨之。

[病例 7] 张某，女，1940 年 3 月 18 日（庚辰二之气）出生，2009 年 2 月 12 日（己丑初之气）诊。

两腿疼痛经年，左右走注，右甚于左，活动加剧，休息稍减经某医院诊断为“椎间盘脱出”，治疗半年，稍效。刻诊：脉沉细紧涩，两尺沉迟，大便溏薄，日二三次，舌淡不红，苔白滑。庚辰初气，寒彻筋骨，复因劳作困苦，真阳散失，土惫不化，营血耗泄，筋骨失于温煦濡养而然，

拟方抚土备化汤加减：

黑附子 60 克　淡干姜 20 克　巴戟天 15 克　淮山药 30 克　土白术 30 克　红山参 20 克　炒白芍 20 克　云茯苓 30 克　全当归 30 克　川牛膝 15 克　制南星 15 克　辽细辛 10 克　炙甘草 15 克

[病例 8] 周某，女，1949 年 12 月（己丑终之气）出生，2009 年 6 月 14 日（己丑三之气）诊。

周氏亦医生，两腿疼痛二十余年，尝自行调治，唯其仅用西药耳。自去年九月，腿痛加重，服种种西药痛不能止，以至现在步履艰难。诊脉沉弦迟涩，面色郁暗发黑，身形肥湿，此太阴湿土之气浸淫，元阳虚衰之故，拟方抚土备化汤加减：

黑附子 60 克　淡干姜 15 克　淮山药 30 克　土白术 30 克　炒苍术 30 克　荆赤芍 30 克　红山参 30 克　川牛膝 15 克　淫羊藿 15 克　川秦艽 15 克　大独活 20 克　炙甘草 15 克　生姜 50 克

五剂痛减，再五剂行路近常，后持此方间断服用。

[病例 9] 马某，女，1937 年生，常年两腿寒冷疼痛，拟方予：

鹿茸 100 克　雪莲花 100 克　红景天 100 克　红蚂蚁 100 克　参三七 100 克　宣木瓜 100 克　白花蛇 10 条

好酒五斤，浸泡七周后滤出服用，每次一盅，一日 2 ～ 3 次。

尪　痛

[病例 1] 文某，女，1962 年 5 月 24 日（壬寅三之气）出生，2007 年 12 月 23 日（丁亥终之气）初诊。

周身骨节肿大疼痛数年，常年用激素类药物控制疼痛，刻下手腕肿痛，右甚于左，布洛芬、芬必得、强的松等药再用肿痛不下。脉弦数，舌红，苔厚腻，湿热互郁，热甚于湿，拟方仲师麻杏苡甘汤合桂枝芍药知母汤加减：

炙麻黄 10 克　光杏仁 10 克　生薏仁 30 克　川桂枝 10 克　荆赤芍 15 克　毛知母 10 克　川黄柏 15 克　黑附子 20 克　金银藤 30 克　明天麻 1 克　淡全虫 10 克　乌梢蛇 20 克　生甘草 15 克

三十剂。

上药煎两遍后，再入海风藤、清风藤、透骨草、嫩桑枝各 100 克，煎水浸浴。

2 月 8 日二诊：手腕肿消痛止，而遍身骨节尚隐隐作痛，故将上方中加川牛膝、怀牛膝、炒杜仲、大独活、淫羊藿、川草乌、穿山甲、嫩防风，蜜制作丸，每丸重 15 克，嘱服半年。

3 月 11 三诊：周身骨节痛已，偶遇阴雨寒冷会隐隐作痛，上药再服半年，痛未再作，但手指关节、足踝、手腕等骨节变形无能回天。

[病例 2] 王某，男，1989 年 9 月（己巳五之气）出生，2009 年 1 月 8 日（戊子终之气）诊。

手指关节、腕关节疼痛三年，以“类风湿”病治疗未辍，疼痛益甚，关节较前肿大，入秋冬则剧，脉弦紧，拟方桂枝芍药知母汤加减：

川桂枝15克　赤、白芍各15克　毛知母10克　生麻黄10克　黑附子30克　辽细辛10克　嫩防风10克　焦白术10克　桃仁泥10克　川牛膝15克　炙甘草10克

[病例3]张某，女，1951年（辛卯）出生，2009年6月23日（己丑三之气）诊。

关节肿痛复发半年，曾服用大量抗风湿、激素类药物，服药则痛减，停药则痛复如故，近来日渐加重，腕、指关节肿大，步履艰难，诊得六部脉皆沉涩，两尺细弱，身常畏寒。本已肝肾阳虚，太阳复受寒湿，经络阻滞不通，拟方治从太、少。

黑附子30克　焦白术15克　辽细辛15克　川桂枝15克　炙麻黄15克　炙川乌、炙草乌各15克　荆赤芍15克　嫩防风10克　乌梢蛇30克　淡全虫15克　全当归15克　炙甘草30克

水煎日三服。

7月10日二诊：服药十五剂，腕指关节肿痛锐减，而感口舌干燥，舌尖灼痛，寸脉微数，服桂附麻乌而致虚阳炎于上也。原方去麻黄、桂枝、炙川乌、炙草乌，易以川桂心1.5克，引火归元，并加金银藤30克。前后进退计服五十余剂，肿消痛去。

腰背抽痛

[病例1]焦某，女，1964年10月3日（甲辰五之气）出生，2008年1月13日（丁亥终之气）初诊。

腰背疼痛如抽筋，肢体沉重酸困三年余，中医、西医皆以风湿、腰

椎病论治，罔效。脉沉细而迟，两尺微弱，头目昏重，脘痞纳呆，舌淡，苔白滑腻，少阴阳虚，寒湿不化，拟方附子汤化裁：

黑附子 15 克　炒苍术 10 克　云茯苓 10 克　炒白芍 10 克　川萆薢 10 克　川羌活 10 克　制川乌 15 克　炙草乌 15 克　淡全虫 10 克　全蜈蚣 2 条　炙甘草 10 克

水煎日三服。

1 月 19 日二诊：五剂后腿脚轻快，再五剂腰背痛稍减，痛时仍甚抽掣，脉仍沉细，苔仍白滑，上方白芍加至 30 克，炙甘草加至 30 克，更加当归 15 克，川桂枝 15 克，粉葛根 15 克，十五剂。

2 月 5 日三诊：腰背抽痛缓解过半，身已不重，脘痞渐快，仍纳少，头昏，脉沉细有力。

黑附子 15 克　炒苍术 10 克　云茯苓 10 克　炒白芍 30 克　川羌活 10 克　川牛膝 15 克　粉葛根 15 克　干荷叶 1 张　白菊花 10 克　春砂仁 9 克　广陈皮 10 克　炙甘草 15 克

嘱服半月。

[病例 2] 杜某，女，1958 年 6 月（戊戌三之气）出生，2010 年 1 月 26 日（庚寅初之气）诊。

腰痛十余年，痛时引及两腿，每年七八月加重。面色暗黑，似有水气外溢，体肥盛，舌大苔厚腻，脉沉细缓。肝肾两虚，阳微湿阻，拟方抚土备化汤加减：

淡干姜 30 克　黑附子 30 克　焦白术 15 克　菟丝子 30 克　怀牛膝 15 克　大独活 10 克　金毛狗脊 15 克　云茯苓 15 克　炒杜仲 10 克　土

茯苓 10 克　炒苍术 10 克　辽细辛 15 克　炙甘草 10 克

足　痿

[病例] 杨某，男，1969 年 11 月（己酉终之气）出生，2009 年 11 月 1 日（己丑终之气）诊。

两腿痿软不行半年，得之房劳之后。面憔毛悴，形体消瘦，肌肤皺褶，脉沉细弱，舌淡而瘦削，食少失精。经曰：治痿独取阳明，然非近期之功，脾气健，气血盛，久方奏效，拟方抚土备化汤加减：

黑附子 30 克　淮山药 30 克　红山参 15 克　焦白术 10 克　云茯苓 10 克　全当归 9 克　炒白芍 9 克　怀牛膝 15 克　鸡血藤 15 克　炒杜仲 15 克　炒鸡金 9 克　焦山楂、炒麦芽、焦神曲各 10 克　炙甘草 10 克　生姜 3 片　大枣 10 枚

水煎，日二服。

肩　痛

[病例] 王某，男，1970 年 10 月 11 日（庚戌五之气）出生，2008 年 2 月 15 日（戊子初之气）初诊。

两肩疼痛三年。中西医皆治无效。刻诊：脉弦紧，手臂难以举高，饮食二便如常，拟方桂枝汤加减：

川桂枝 15 克　荆赤芍 15 克　川羌活 10 克　全当归 15 克　辽细辛 10 克　方苏木 15 克　炙甘草 15 克

水煎服，每日二次，并配合悬空吊拉，每天二次，每次 10 ～ 15 分钟。

2 月 28 日二诊：肩痛略有减轻，吊拉疼痛难忍，故未再吊拉，余曰：此非药力可及，必忍痛吊拉，方能痊愈，未疏方。4 月 12 日遇于途，谓始吊甚痛，约半月后痛渐减，又半月，肩痛愈。

临证医案之脾胃·二便门

脾　胃　门

呃　　逆

［病例 1］王某，男，1978 年 4 月（戊午二之气）出生，2008 年 7 月 22 日（戊子四之气）诊。

呃逆连声不绝三天，脉弦数，舌红，苔白。肝热胃寒，寒火相激，拟方仲景旋覆代赭石汤加减：

旋覆花 30 克　代赭石 30 克　姜半夏 15 克　条黄芩 10 克　川黄连 9 克　淡干姜 12 克　太子参 10 克　公丁香 9 克　炙甘草 9 克　生姜 5 大片引

［病例 2］薛某，女，1950 年 9 月（庚寅五之气）出生，2008 年 11 月 24 日（戊子终之气）诊。

午后呃逆两个月，经中西医治疗，时止时发。寸关脉浮，尺脉沉弦，舌红苔白腻，脘中痞闷不快，此中焦寒热错杂，胃中气机痞塞之“痞证”也，拟方旋覆代赭汤加减：

旋覆花 15 克　明党参 9 克　姜半夏 10 克　枯黄芩 9 克　姜黄连 9 克　淡干姜 10 克　代赭石 30 克　公丁香 9 克　炙甘草 9 克

［病例 3］马某，男，1979 年 10 月（己未五之气）出生，2009 年 2 月（己丑初之气）诊。

经常身体不舒，时时干呕打嗝，食少不知饥，心神恍惚，常疑胃癌，屡次做食管造影、胃镜、CT 等检查，医告其家人是“胃癌前兆”，全家慌张不已，四处求诊。余视其面色发青，神色晦暗，形消肉脱，诊其脉沉弦而涩，乃木横土郁，痰阻气逆之过，何癌之有，庸医之欺人也如此！拟方柴胡四逆汤：

醋柴胡 15 克　炒枳实 15 克　炒白芍 30 克　花青皮 9 克　姜半夏 30 克　公丁香 10 克　旋覆花 30 克　代赭石（先煎）50 克　云茯苓 15 克　炙甘草 10 克　生姜 5 大片

五剂证大减，十四剂干呕、打嗝止，饮食增半，体丰肌腴。

［病例 4］卫某，男，1949 年 1 月（己丑初之气）出生，2009 年 11 月 3 日（己丑终之气）诊。

时而呃逆，乡人谓饮凉水或突施惊吓，可止一时，继而复呃如初，十余日不能已，胸中满闷，饮食少思，脉沉弦，舌淡苔白腻，痰气互阻胸膈，气机升降受碍故致，拟方旋覆代赭石汤加减：

旋覆花 15 克　代赭石 15 克　姜半夏 15 克　白芥子 10 克　炒枳壳 10 克　云茯苓 15 克　川桂枝 10 克　公丁香 9 克　炙甘草 9 克　生姜 5 片

呕　吐

［病例1］杨某，女，1968年6月（戊申三之气）出生，2008年9月21日（戊子五之气）诊。

十余年来，经常呕吐，或在食后，或在饥饿时，或心情不好生气时，都易发生呕吐，以前发作，服维生素B1、维生素B6、胃复安等药即可止呕，此次因与家人生气发生呕吐，虽服诸药，阅月不止，水药不得入口。形瘦性急，脉弦而数，舌边红赤，舌两边苔黄，中间无苔。相火素盛之躯，又逢少阴君火当事，复因肝郁生火，气焰上腾难遏，非釜底抽薪不能杀其威，拟方仲景大黄甘草汤：

川大黄30克　生甘草10克

开水渍片刻，频频服下。呕止服三黄泻心汤加味：

生大黄10克　川黄连10克　条黄芩10克　姜半夏15克　云茯苓10克　淡竹茹15克　生姜5片

［病例2］张某，女，1941年9月（辛巳五之气）出生，2009年（己丑二之气）初诊（具体日期不详）。

恶心呕吐，诸药难进西医检查为幽门狭窄，梗阻不通所致。脉沉弦，舌苔厚腻，化滞和胃降逆，拟方大黄黄连泻心汤加味：

醋大黄15克　姜黄连10克　姜半夏15克　炒枳实10克　生甘草10克　淡竹茹30克　生姜5片

呕　酸

[病例 1] 王某，女，1948 年 12 月（戊子终之气）出生，2008 年 12 月 17 日（戊子终之气）诊。

烧心呕酸半年，以“胃溃疡”治疗，时好时坏。脉沉弦而数，口苦口干，食后作腐，大便干燥。肝火犯胃，拟方柴胡四逆汤加减：

醋柴胡 10 克　条黄芩 10 克　炒枳实 15 克　花青皮 10 克　紫桂皮 10 克　南吴茱萸 9 克　川黄连 15 克　清半夏 10 克　乌贼骨 18 克　春砂仁 9 克　紫苏梗 9 克

[病例 2] 侯某，男，1972 年 5 月（壬子年三之气）出生，2010 年 1 月 9 日（庚寅初之气）诊。

烧心反酸，呃逆，时而呕吐，脉弦数，舌红苔黄腻，肝木化火，犯胃，拟方柴胡四逆汤加减：

醋柴胡 10 克　条黄芩 10 克　炒川楝 10 克　清半夏 15 克　川黄连 9 克　云茯苓 15 克　淡竹茹 10 克　炒枳实 10 克　南吴茱萸 9 克　生甘草 9 克

不思饮食

[病例 1] 毛某，男，1964 年 4 月 12 日（甲辰二之气）出生，2008 年 3 月 25 日（戊子二之气）诊。

不思饮食一年余，面色暗黑，形销骨立，肌肤皱揭，舌淡，舌中厚苔一片大如指腹。脉沉实大。胃中积滞不化，拟方大黄黄连泻心汤加味：

川大黄 10 克　川黄连 10 克　条黄芩 10 克　炒鸡金 15 克　炒枳实 10 克　焦白术 10 克　姜半夏 10 克　焦山楂　炒麦芽　焦神曲各 10 克　炙甘草 10 克　生姜 3 片。

十剂。

4 月 6 日二诊：厚苔已化，知饥思食，但食不多，多则脘腹胀满不舒，脉沉实有力。

川大黄 6 克　川黄连 6 克　条黄芩 6 克　炒鸡金 15 克　春砂仁 6 克　焦白术 10 克　云茯苓 10 克　姜半夏 10 克　焦山楂　炒麦芽　焦神曲各 10 克　炙甘草 10 克　生姜 3 片

十剂。

4 月 21 日三诊：饮食大增，但食多则腹胀腹泻，前方去大黄、黄芩不用，加淡干姜 9 克，广陈皮 9 克，间日一剂，续服半月。

[病例 2] 王某，男，1968 年（戊申）出生，2008 年 6 月 27 日诊。

泛酸，易饥，但不思饮食，口淡无味，食谷不香，形体消瘦，面色苍白，目倦无神，脉弦细弱，舌淡苔白。肝郁脾虚，气血亏虚，拟方柴胡四逆汤加减：

醋柴胡 10 克　姜半夏 10 克　明党参 10 克　焦白术 10 克　云茯苓 10 克　姜半夏 10 克　炒枳实 9 克　川黄连 9 克　南吴茱萸 6 克　海螵蛸 15 克　春砂仁 6 克　广陈皮 9 克　炙甘草 9 克　生姜 3 片　大枣 5 枚

7 月 22 日诊：服药十五剂，饮食增加，精神亦增，但仍泛酸，脉沉弦，舌淡苔白，此非肝郁作酸，恐为中寒而酸，于上方中去黄连，加紫桂皮 15 克。

[病例3] 谢某，女，1956年6月12日（丙申三之气）出生，2008年3月1日（戊子二之气）初诊。

口干口苦，不思饮食，胸胁胀满，舌红苔白。拟方小柴胡汤加减：

软柴胡9克　条黄芩9克　明党参9克　姜半夏5克　广陈皮6克　春砂仁6克　寸麦冬9克　焦山楂　炒麦芽　焦神曲各6克　炙甘草9克

[病例4] 犹某，男，1984年3月（甲子二之气）出生，2008年7月14日（戊子四之气）诊。

饥不思食，食少纳呆，呕逆下利，寒热时作，自汗出，乏力懒动，几经输液，愈不思食。脉紧数，舌红苔黄，三阳合病，治从中焦，拟方疏土运阜加减：

云茯苓15克　川桂枝10克　炒白芍10克　焦白术10克　软柴胡9克　姜半夏10克　太子参9克　粉葛根15克　川黄连9克　条黄芩9克　广陈皮9克　炙甘草9克　生姜3片　大枣5枚

服五剂后，恶寒发热已，呕逆稍减，仍不思食，脉弦细数。上方去桂枝、白芍，加焦山楂　炒麦芽　焦神曲各10克。

7月19日二诊：呕逆下利寒热俱已，仍纳呆不嗜食，困倦乏力，时自汗，脉弦细，拟方复以桂枝汤加减：

川桂枝10克　炒白芍10克　明党参9克　焦白术9克　云茯苓9克　广陈皮6克　焦山楂　炒麦芽　焦神曲各9克　炙甘草10克　生姜3片　大枣5枚

[病例5]李某，女，1951年2月（辛卯初之气）出生，2009年2月11日（己丑初之气）诊。

不思饮食月余，食也甚少，胸胁苦满，心情不悦，时时太息，脉沉细弦涩，舌暗红，苔白腻。肝郁气结，横犯脾胃，拟方柴胡四逆汤加减：

醋柴胡10克　炒枳壳10克　炒白芍15克　云木香9克　春砂仁9克　焦白术9克　明党参9克　云茯苓10克　广陈皮9克　炙甘草9克　生姜3片

不　思　食

[病例]郭某，女，1980年8月（庚申四之气）出生，2008年10月17日（戊子五之气）诊。

三个月来，饮食少进，口淡无味，毫无食欲，且大便溏薄，每日四、五次不等，西医谓为胃炎，脉虚大而数，重取无力，面色蜡黄，肌肤皴褶干燥，舌淡白，苔白而少。脾虚胃弱，纳化无力，拟方抚土备化汤加减：

黑附子15克　淡干姜10克　明党参9克　土白术9克　云茯苓9克　淮山药15克　巴戟天9克　春砂仁5克　广陈皮5克　炒鸡金6克　谷、麦芽各9克　炙甘草9克　生姜2片　大枣3枚

十二剂后始思进饮食。

嘈杂不食

[病例]冯某，男，1959年9月（己亥五之气）出生，2009年11月1日（己

丑终之气）诊。

脘中嘈杂，似饥不饥，似渴不渴，辗转不舒，亦不欲食，食后益觉不舒，数月矣。屡经西医以“胃炎”“幽门螺杆菌”治疗，不效反剧。脉沉弦而迟涩，舌淡苔腻，面色青暗，此肝逆乘脾，中焦虚寒之故，拟方抚土备化汤加减：

淡干姜 15 克　焦白术 15 克　淮山药 15 克　明党参 10 克　姜黄连 6 克　吴茱萸 10 克　云茯苓 10 克　云木香 9 克　炒白芍 30 克　春砂仁 10 克　炙甘草 15 克　焦神曲 10 克　煨姜 5 片

水煎，日三服。五剂而愈。后仍以次方再五剂，以善其后。

太息不食

［病例］王某，1997 年 12 月（丁丑终之气）出生，2009 年 9 月 15 日（己丑五之气）诊。

十余日来，不欲饮食，时时长出气，多医不明其故，与山楂丸、消食片等药皆不效。舌苔厚浊，呼吸气粗，性急不安，时而引一长息，余思小儿非情志之患，恐性急贪玩而饮食过猛，气压中焦之故，予柴胡四逆汤以疏肝理气兼以消食化滞。拟方如下：

醋柴胡 10 克　条黄芩 9 克　焦白术 9 克　炒枳实 9 克　炒青皮 9 克　酒大黄 9 克　姜半夏 6 克　川厚朴 6 克　生甘草 5 克　生姜 3 片

二剂而愈。

腹　胀

[病例1] 郑某，男，1940年2月12日（庚辰初之气）出生，2008年1月8日（丁亥终之气）初诊。

腹胀年余，入夜则作，或加剧。中西医俱按慢性浅表性胃炎治疗，罔效。脉沉无力，舌暗红，白苔偏左而厚腻，脾虚气滞，拟方疏土运阜汤加减：

明党参9克　炒苍术9克　云茯苓15克　姜半夏9克　云木香9克　春砂仁9克　醋鳖甲12克　大腹皮10克　炒莱菔子10克　姜半夏15克　炒枳实9克　川干姜9克　炙甘草6克　生姜3片

水煎，日二空腹服。

1月17日二诊：服五剂后上腹胀减，胀移小腹，时间在凌晨三点左右。此肝气之横逆也，拟方柴胡四逆汤加减：

醋柴胡10克　炒枳壳10克　炒小茴香10克　明党参9克　焦白术9克　云茯苓15克　广陈皮9克　醋鳖甲12克　姜半夏15克　川干姜6克　炙甘草6克　生姜3片

水煎，日二空腹服。

1月25日三诊：上方服七剂，腹胀基本消除，再予小柴胡和四君子汤五剂以善其后。

[病例2] 张某，男，1948年8月9日（丁亥四之气）出生，2008年3月23日（戊子二之气）诊。

腹胀纳呆两年余，曾经医院诊断为“浅表性胃炎”及“十二指肠溃疡”。刻下时作呕逆吞酸，大便坚涩不畅，腹胀及胁，脉沉弦，舌淡红，苔白厚腻。

木乘土郁，肝气犯胃，拟方柴胡四逆汤加减：

醋柴胡 10 克　炒枳实 10 克　炒白芍 5 克　花青皮 9 克　川黄连 12 克　南吴茱萸 5 克　焦白术 15 克　明党参 9 克　云茯苓 10 克　乌贼骨 18 克　炙甘草 9 克

[病例 3] 韩某，女，1971 年 3 月 22 日（辛亥二之气）出生，2008 年 3 月 29 日（戊子二之气）初诊。

午后腹胀，周身困倦，久治不愈。面色郁暗，矢气不畅，食少不化，舌淡苔白，脉沉细弦，拟方柴胡四逆汤加减：

醋柴胡 9 克　炒枳实 6 克　炒白芍 9 克　大腹皮 9 克　广陈皮 6 克　炒莱菔子 9 克　川黄连 6 克　醋鳖甲 9 克　炒鸡金 9 克　炙甘草 9 克　生姜 3 片引

七剂。

4 月 9 日二诊：服前三剂后，腹胀稍减，之后则胀反益甚，因剩二剂未服。脉沉弦，少气气短，不思饮食，上方克伐太过，使脾气愈虚不运。去枳实、陈皮、莱菔子、鳖甲，加明党参 6 克，焦白术 6 克　云茯苓 9 克　春砂仁 6 克。

七剂。

4 月 24 日三诊：服五剂后，腹胀减轻，饮食稍增，因在当地照方又抓五剂。刻下腹胀已不明显，精神亦好，脉细而有力，故守方续服七剂以善其后。

[病例 4] 丁某，女，1971 年 10 月 18 日（辛亥五之气）出生，2008 年 4 月 5 日诊。

饮冷食凉，则腹胀矢气，心有不悦，亦腹胀矢气。脉沉迟，舌淡苔白，手足时常发凉。中焦虚寒，肝脾失调，拟方柴胡四逆和抚土备化汤加减：

醋柴胡 10 克　炒枳壳 9 克　炒白芍 15 克　淡干姜 12 克　焦白术 15 克　红山参 9 克　淮山药 10 克　云茯苓 15 克　春砂仁 9 克　云木香 9 克　炙甘草 9 克　煨生姜 3 片引

[病例 5] 任某，男，1965 年 9 月 18 日（乙巳五之气）出生，2008 年 5 月 20 日（戊子三之气）诊。

腹胀时轻时重，纳呆食少，乏力懒动，半年。寸浮，脉关弦，尺细，舌淡红，苔白润。肝郁脾虚，气机不行，拟方柴胡四逆汤加减：

醋柴胡 10 克　姜半夏 10 克　明党参 10 克　焦白术 9 克　云茯苓 15 克　广陈皮 9 克　老苏梗 9 克　春砂仁 6 克　炙甘草 9 克　煨姜片 10 克

[病例 6] 韩某，女，1988 年 9 月（戊辰五之气）出生，2008 年 7 月 26 日（戊子四之气）诊。

先曾感冒，打针、输液后，脘腹胀满，不能饮食，脉浮弦，舌红，苔白微腻。仲景曰：发汗后，腹胀满者，厚朴生姜半夏甘草人参汤主之。拟方如下：

姜川朴 10 克　姜半夏 10 克　太子参 9 克　广藿香 9 克　云茯苓 9 克　炙甘草 9 克　生姜 5 片

[病例 7] 陈某，女，1982 年 10 月（壬戌五之气）出生，2008 年 7 月 26 日（戊子四之气）诊。

腹胀半年余，曾在某医院检查诊断为“慢性乙型肝炎（小三阳）”，与西药治疗。半年来腹胀不减，形体消瘦，食少纳呆，肌肤面色晦暗不泽，眼睑下褐斑数处，乏力神倦，睡中多梦。脉弦细涩，舌红，苔白腻。肝胆气郁，脾胃失和，气机痞塞，拟方柴胡四逆汤加减：

醋柴胡 10 克　炒枳壳 9 克　赤、白芍各 9 克　太子参 10 克　焦白术 9 克　云茯苓 10 克　五味子 15 克　枸杞子 10 克　全当归 9 克　春砂仁 6 克　广陈皮 6 克　炙甘草 9 克

[病例 8] 刘某，男，1974 年 7 月（甲寅四之气）出生，2008 年 9 月 20 日（戊子五之气）诊。

四五年来常腹胀不舒，时轻时重，时胀时不胀，胃镜检查为“浅表性胃炎”。患者形体肥胖，腹大如釜，嗜食肥甘，四肢常觉发凉，腹部抚之如冰，脉沉弦细，舌体胖大，苔厚腻。中寒脾壅，痰湿中阻，拟方加味理中汤加减：

黑附子 30 克　炮干姜 15 克　焦白术 10 克　太子参 10 克　酒大黄 15 克　川厚朴 9 克　炒枳实 9 克　姜半夏 10 克　云茯苓 30 克　云木香 9 克　广陈皮 10 克　生姜 5 片

痞　满

[病例 1] 王某，女，1964 年 8 月 8 日（甲辰四之气）出生，2007 年 12 月 5 日（丁亥终之气）初诊。

一年前做胆结石手术，术后胸胁腹部痞胀满懑，耳鸣，身倦，服诸健胃药，每次盈掬而痞满依旧。刻下脉沉弦涩，舌淡苔黄腻，面色郁暗，时时太息，肝郁气滞，中土受克，拟方柴胡四逆汤加减：

醋柴胡 10 克　炒枳实 10 克　川黄连 9 克　条黄芩 9 克　炒白芍 10 克　姜半夏 15 克　淡干姜 9 克　明党参 9 克　炙甘草 6 克　生姜 3 片

七剂。水煎，空腹。

2 月 15 日二诊：痞满减轻，面色豁朗，脉仍弦，守方续服七剂而愈。

[病例 2] 张某，女，1969 年 8 月 3 日（己酉四之气）出生，2007 年 12 月 17 日（丁亥终之气）诊。

心下痞满，如物上顶，半月余。脉沉弦，舌暗苔白厚腻，拟方柴胡四逆汤加减：

醋柴胡 10 克　炒枳实 10 克　荆赤芍 10 克　川厚朴 9 克　广陈皮 9 克　姜半夏 10 克　云木香 9 克　炒鸡内金 9 克　炙甘草 9 克

[病例 3] 王某，男，1946 年 3 月（丙戌二之气）出生，2008 年 8 月 4 日（戊子四之气）诊。

心下痞闷，服用胃复安等药稍减，今已半月，仍觉心下如有物壅塞不通，不欲饮食，时而恶心欲呕，腹软，外无形征，按之不痛，脉沉弦，舌红苔白，此气痞证，半夏泻心汤主之。拟方如下：

姜半夏 15 克　姜黄连 9 克　条黄芩 9 克　淡干姜 15 克　太子参 10 克　广藿香 10 克　广陈皮 9 克　炙甘草 9 克

[病例 4] 张某，男，1968 年 7 月（戊申四之气）出生，2008 年 8 月 15 日（戊子四之气）诊。

心下痞满，呕恶多痰，脉寸沉关浮，舌红，苔腻。痰食中阻，气机痞塞，拟方半夏泻心汤加减：

姜半夏15克　条黄芩9克　姜黄连9克　淡干姜10克　太子参9克　川厚朴6克　炒苍术9克　广陈皮9克　炙甘草9克

[病例5]张某，女，1957年7月（丁酉四之气）出生，2008年8月21日（戊子四之气）诊。

小腹左侧痞塞发胀，六七年来未断治疗，今日又觉气短，不思饮食。脉沉细弦。肝郁克脾，气机痞塞，拟方柴胡四逆汤加减：

醋柴胡9克　炒枳壳9克　姜半夏9克　明党参6克　台乌药10克　炒西茴香10克　云木香6克　光杏仁10克　花青皮9克　炙甘草9克　生姜3片

[病例6]张某，女，1968年12月（戊申终之气）出生，2008年9月20日（戊子五之气）诊。

心下满闷，食少不化年余，曾在某医院诊断为“萎缩性胃炎”。刻下脘闷腹胀，不欲饮食，食后，甚至饮一口水，也觉停在胃脘不化，头晕，手足发胀。脉沉弦细，舌淡红，苔白腻。疏肝健脾和胃，拟方柴胡四逆汤加减：

醋柴胡10克　炒白芍15克　炒枳实9克　土白术9克　云茯苓15克　明党参10克　春砂仁6克　炒鸡内金10克　北沙参10克　寸麦冬10克　炙甘草8克　生姜3片　大枣5枚

10月17日二诊：服药五剂后，食欲增加，满闷也减，照方复服十五剂。朋友生日宴会中以为病已痊愈，未慎口腹，以致腹泻腹痛，脘痞又作。脉沉滑，舌苔厚腻，口气秽恶。脾虚食积，拟方疏土运阜汤加减：

太子参10克　云茯苓10克　焦白术10克　炒枳实9克　川黄连9克　酒大黄9克　云木香9克　春砂仁9克　炒鸡内金10克　焦山楂、炒麦芽、焦神曲各10克　炙甘草9克

[病例7]张某，女，1972年10月14日（壬子五之气）出生，2007年12月13日（丁亥终之气）初诊。

胃脘部如有物梗塞上顶，纳呆不欲食，大便困难十余年。脉弦细弱，舌红，苔厚腻，形瘦，腹软，木郁乘脾，拟方柴胡四逆汤加减：

醋柴胡9克　炒白芍12克　炒枳实18克　生川军9克　焦白术12克　云茯苓15克　红山参（另炖兑服）10克　川黄连15克　春砂仁9克　广陈皮10克　炙甘草9克　生姜3片

水煎服，七剂。

12月22日（戊子初之气）二诊：服药三剂后，脘中已无顶塞，但觉痞满，食欲略进，大便较为畅利。守方续服半月，诸恙皆去。

[病例8]张某，男，1951年7月（辛卯四之气）出生，2008年12月9日（戊子终之气）诊。

心下满闷，烧心反酸，偶有隐痛，时时嗳气，已五六年。按“胃炎”治疗，时轻时重，脉沉弦，舌红苔白，家事公事多有不顺，此肝郁气结胃气不和故也，拟方柴胡四逆汤治之：

醋柴胡9克　炒枳壳9克　炒白芍15克　乌贼骨15克　姜黄连10克　南吴茱萸5克　紫桂皮6克　姜半夏10克　春砂仁6克　云木香9克　炙甘草9克

［病例 9］杨某，女，1948 年 9 月（戊子五之气）出生，2009 年 1 月 3 日（戊子终之气）诊。

心下痞满，如有物塞其中，内食少，食后不化，肢软乏力。脉沉滑数，舌红苔厚。中焦寒热错杂，食积不化，泻心汤主之。拟方如下：

姜半夏 15 克　川黄连 10 克　条黄芩 10 克　淡干姜 10 克　酒大黄 9 克　炒枳实 9 克　六神曲 9 克　炒鸡内金 9 克　云茯苓 15 克　姜川朴 9 克　炙甘草 9 克

［病例 10］胡某，男，1949 年 1 月（己丑初之气）出生，2009 年 9 月 27 日（己丑五之气）诊。

心下痞满，时吐浊痰，不欲饮食，困倦乏力，近十年余，诸治少效。形体丰盛，时时畏寒，舌体厚大，苔白而浊腻，脉沉细弦滑，自云幼年即多痰至今。审是脾肾阳虚，湿土不运，痰湿内生，予温阳化痰，渐图其功，拟方抚土备化汤加减：

黑附子 30 克　淡干姜 10 克　云茯苓 30 克　淮山药 15 克　焦白术 15 克　姜半夏 10 克　炒三子（莱菔子、白芥子、紫苏子）各 10 克　广陈皮 10 克　云木香 9 克　炙甘草 10 克　生姜 5 片

脘痞嗳气

［病例］王某，女，1949 年 1 月（己丑初之气）出生，2009 年 2 月 14 日初诊。

脘中痞满，时时嗳气，饮食不香，脉弦涩，舌红苔腻，肝气犯胃，拟方柴胡四逆汤加减：

醋柴胡 10 克　炒枳实 10 克　炒白芍 15 克　姜半夏 12 克　紫苏梗 10 克　酒大黄 9 克　炙甘草 9 克　生姜 5 片

脘痛呕逆

[病例] 刘某，女，1980 年 3 月（庚申二之气）出生，2009 年 9 月（己丑五之气）诊。

心口疼痛近半年，兼呕吐嗳气，近两天来因生气而加重，呕吐疼痛甚剧，曾自服开胸顺气丸不效。六脉沉弦而涩，面色郁青，时见太息，舌苔厚腻，肝气犯胃，气滞食积，拟方柴胡四逆汤加减：

醋柴胡 15 克　炒枳实 15 克　生大黄 15 克　炒白芍 30 克　紫苏梗 10 克　姜半夏 10 克　高良姜 10 克　云木香 10 克　旋覆花 15 克　代赭石 30 克　炙甘草 15 克　生姜 5 片

心下刺痛

[病例] 杨某，女，1964 年 6 月（甲辰三之气）出生，2009 年 10 月 27 日（己丑五之气）诊。

心下疼痛，如锥刺刀绞，常在夜间，时作时止，月余，用西药始能止痛，后则不效，医疑为不良病变，经作胃镜、CT 等检查未果。脉沉迟弦涩，面色青暗，舌红苔白，舌边紫青，脘部硬而拒按，疑为血瘀胃脘，寒阻中焦。拟方抚土备化汤加减：

淡干姜 15 克　黑附子 15 克　焦白术 10 克　明党参 10 克　淮山药

15克　醋灵脂15克　生蒲黄15克　紫苏梗10克　春砂仁9克　炒白芍30克　炙甘草60克　煨姜5片　大枣10枚

水煎，日三服，三剂痛减，心下软，再五剂而愈。

腹　痛

[病例1]惠某，女，1978年2月（戊午初之气）出生，2007年9月11日（丁亥五之气）初诊。

腹痛十年，至春则甚。脉沉细弦涩，舌暗红，有瘀点，苔腻，肝气抑郁，干犯中焦，议疏肝和胃通络。拟方柴胡四逆汤加减：

醋柴胡10克　炒枳实10克　炒赤、白芍各10克　广陈皮9克　五灵脂9克　醋元胡10克　焦白术10克　炙甘草15克　生姜5片　大枣5枚

五剂，水煎，日三空服。忌生冷油腻，宜调畅情志。

9月19日二诊：药后腹痛大减，效不更方，原方续服五剂而愈。

[病例2]侯某，女，1977年12月（丁巳终之气）出生，2007年9月11日（丁亥五之气）初诊。

腹痛两年。脉沉弦，苔厚腻，形盛色暗，两年前产后饮食失当，因致时时呕逆，左上腹胀痛。木郁克土，痰食中阻，拟方柴胡四逆汤加减：

醋柴胡10克　炒枳实10克　炒白芍10克　姜半夏12克　云茯苓15克　广陈皮9克　炙甘草10克　生姜3片

五剂，水煎，日三空服，忌生冷油腻。

9月18日二诊：腹胀大衰，腹痛有减，呕逆未已，上方加旋覆花10克，代赭石30克，老紫苏梗10克　海南沉香10克。

[病例3] 杨某，女，1959年4月（己亥二之气）生，2007年初诊（具体日期不详）。

脘中顶撞胀满，自觉寒气充腹而痛，得温则缓解，西医用颠茄、654-2，痛不稍缓。六脉沉迟无力，舌淡润，脾胃虚寒，拟方理中汤加味：

黑附子15克　川干姜10克　焦白术10克　人参10克　云木香9克　草豆蔻9克　炙甘草30克　煨姜5片

五剂，水煎温服，日三次。

[病例4] 王某，男，1950年8月9日（庚寅四之气）出生，2008年5月9日（戊子三之气）诊。

腹中隐隐痛，时休时作，时而泛酸，喜安抚，喜温热，而胸中烦满，大便溏薄，饮食少思，食物无味。脉沉弦，舌红苔白腻。上热下寒，脾虚不运，拟方黄连汤加减：

姜黄连9克　淡干姜9克　川桂心9克　炒白芍15克　焦白术10克　明党参10克　云茯苓10克　春砂仁9克　高良姜9克　广陈皮6克　南吴茱萸6克　煨木香9克　炙甘草30克　生姜3片　大枣3枚

脐 周 痛

[病例]李某，男，1993年9月（癸酉五之气）出生，2008年8月14日（戊子四之气）诊。

患儿肚脐周围疼痛已半年，曾经CT、核磁等各种检查，未知何病。面色青暗，肌肤消瘦，腹部及脐周抚之冰凉，按之柔软，食少挑食，素喜饮冷，大便稀薄。脉沉弦迟，舌淡苔白，拟方大黄附子汤加味：

黑附子10克　炮干姜6克　酒大黄9克　辽细辛3克　炒白芍9克　土白术6克　明党参6克　炙甘草15克　生姜3片

五剂而愈。

盘 肠 气

[病例]邓某，男，1953年2月（癸巳初之气）出生，2009年2月16日（己丑初之气）初诊。

2008年1月突然发生脐下抽痛，时而攻冲脘胸，时而走窜中焦，痛时可见块垒移动，痛止则块垒若失，百治不效。面色青白而郁暗，脉沉迟弦，此寒气积于胃肠，古谓盘肠气，拟方仲景大建中汤合天台乌药散加减：

炒蜀椒20克　淡干姜30克　红山参15克　川桂心15克　炒白芍30克　台乌药15克　高良姜15克　云木香10克　炒小茴香15克　炒川楝10克　炙甘草30克

加减进退一二味，30剂而愈。

胃 脘 痛

[病例1]刘某，女，1981年8月3日（辛酉四之气）出生，2007年12月20日（丁亥终之气）初诊。

刘女始发腰痛，在当地输液，转而胃脘疼痛，痛如针刺，脉弦迟涩，舌淡苔白，欲得温热，拟方理中汤加味：

川干姜10克　焦白术10克　明党参10克　高良姜10克　五灵脂9克　生蒲黄（包）9克　炒白芍10克　云木香9克　炙甘草15克　生姜3片

水煎温服，日三次。

12月28日二诊：脘痛大减，腰痛又作，脉弦迟涩，去良姜，木香，加桑寄生15克，云茯苓15克，七剂而安。

[病例2]郭某，男，1978年1月（戊午初之气）出生，2008年7月27日（戊子四之气）诊。

心下疼痛一周，以“胃炎”治疗，疼痛不已。刻诊，心下部位冷痛，按之稍舒，热水袋暖之痛减，不嗜食，恶心而不呕，大便排便时滴血。脉沉弦，舌红，苔白。此胃寒肠热之候。拟方理中汤加味：

炮干姜10克　红山参9克　焦白术10克　川桂心10克　炒白芍15克　姜黄连10克　炒槐米10克　生地榆15克　炙甘草10克　饴糖30克　生姜5片　大枣10枚

[病例3]贾某，女，1974年7月（甲寅四之气）出生，2008年10月17日（戊子五之气）诊。

胃脘疼痛一年余，纳呆食少，胸中烦热，时而呕吐，医院诊断为“幽门螺旋菌感染”“胃炎”等，诸治时效时不效。脉沉弦，舌红苔白腻。上热下寒，肝胃不和，拟方黄连汤加减：

姜黄连 10 克　淡干姜 10 克　姜半夏 10 克　太子参 9 克　川桂心 9 克　炒枳壳 9 克　炒白芍 30 克　焦山楂、炒麦芽、焦神曲各 9 克　炙甘草 30 克　生姜 3 片　大枣 5 枚

[病例 4] 朱某，男，1979 年 2 月（己未初之气）出生，2009 年 1 月 3 日（戊子终之气）诊。

嘈杂，泛酸，胃脘灼痛，饥饿时痛甚，脉弦涩，舌暗红，苔白厚腻。肝气犯胃，拟方柴胡四逆汤加减：

软柴胡 10 克　炒枳实 10 克　炒白芍 15 克　南吴茱萸 9 克　姜黄连 15 克　醋延胡索 1 克　炒川楝子 10 克　醋五灵脂 10 克　生蒲黄（包）9 克　焦山栀 6 克　紫桂皮 6 克　海螵蛸 18 克　炙甘草 30 克

二　便　门

溺　　赤

[病例] 陈某，女，1968 年 6 月 10 日（戊申三之气）出生，2008 年 3 月 2 日（戊子二之气）初诊。

尿黄赤二年，有异味，大便干燥，自觉内热蒸腾，而身反形寒怕冷。云于某年暑天感冒后即如此，多方求治不愈。脉濡数，舌红，苔黄腻，

此或暑热内伏，三焦不化之故？拟方如下：

川黄连 10 克　川黄柏 10 克　枯黄芩 10 克　广藿香 10 克　广香薷 9 克　炒苍术 9 克　赤茯苓 10 克　白豆蔻 10 克　光杏仁 10 克　生薏苡仁 15 克　川木通 9 克　飞滑石 30 克　生草梢 9 克

七剂轻，又七剂病愈。

尿　急

[病例]花某，女，1963 年 5 月（癸卯三之气）出生，2008 年 12 月 10 日（戊子终之气）诊。

尿急尿频一年多，尿后头晕头痛，以“尿道炎”“膀胱炎”治之不效。脉沉细弱，形寒怕冷，舌淡红，苔薄白。肾阳不足，气化不行，拟方武苓汤加减：

黑附子 30 克　炒白芍 15 克　黑猪苓 15 克　焦白术 15 克　川桂心 10 克　淮山药 15 克　山茱萸 15 克　云茯苓 10 克　覆盆子 10 克　金樱子 10 克　建泽泻 10 克　菟丝子 15 克　生姜 3 片

尿　频

[病例]谢某，男，1937 年 7 月（丁丑三之气）出生，2009 年 9 月 22 日（己丑五之气）诊。

小便频数一年余，白昼小便十余次，夜间至少五六次，每次尿量不多，但淋漓不彻，裤头常湿不干，诸治不效。形体肥盛，面色黑而不泽，畏寒怕冷，舌淡白水滑，脉沉细弱，尺部微细似无。命门火衰，肾气不固，拟方武苓汤加减：

黑附子 60 克　炒白芍 30 克　云茯苓 15 克　紫油桂 15 克　淡干姜 15 克　盐泽泻 15 克　山茱萸 15 克　淮山药 15 克　焦白术 15 克　覆盆子 10 克　桑螵蛸 10 克　炙甘草 15 克

食盐引，水煎服半月后，每日小便减为六、七次，夜间减为三或四次，后以方制丸，再服半年。

尿　痛

［病例］陈某，女，1984 年 5 月（甲子三之气）出生，2009 年 3 月 15 日（己丑二之气）初诊。

心急烦躁，舌尖痛，尿急，尿频，尿道灼热疼痛，尿液黄赤，脉沉数，舌红苔黄，心火下移小肠，拟方泻火保肺汤加减：

生大黄 15 克　川黄连 15 克　焦栀子 9 克　明党参 9 克　五味子 9 克　炙百合 10 克　细生地黄 30 克　川木通 10 克　竹叶卷芯 10 克　飞滑石 30 克　甘草梢 10 克

癃　闭

［病例］卢某，男，1948 年 2 月 19 日（戊子初之气）生，2007 年 12 月 6 日（丁亥终之气）初诊。

一周来尿出艰涩，曾与导尿，西医检查为“前列腺增生伴尿结石”。

决定手术治疗。患者不予手术，复求于余。六脉弦细弱涩，两尺沉伏，舌淡苔白，频频欲尿，而尿出滴沥甚少，大便稀薄，手足不温，大法温阳化水，拟方武苓汤加减：

黑附子30克　荆赤芍15克　赤茯苓15克　焦白术15克　川桂枝10克　盐泽泻15克　鹿角胶（烊）15克　巴戟天15克　海金沙15克　鸡内金15克　川木通10克　生姜30克

水煎顿服，一日二剂。

12月9日二诊：6日服药二大剂，至子夜尿出一壶，600～700毫升，随尿而出结石颗粒十余枚，大者如麦粒，小如粟米，顿觉全身大爽，后仍每日两剂，尿出畅通，已不见沙石，然仍滴沥不净，时时欲尿，脉仍沉细而弦，尺部脉已见，守方去木通、海金沙，加炙黄芪10克，金樱子10克，每日一剂，连服十剂。

12月22日三诊：排尿基本正常，唯尿次仍多，白昼四、五次，夜间五、六次，脉仍沉细，守12月9日方续服一月，并曾缩泉丸、金匮肾气丸间服。至2008年1月携子面余道谢，言曰：先生两次救我，我与子孙绝不相忘于先生。

小儿遗尿

[病例]王某，女，2000年3月（庚辰二之气）出生，2008年7月7日（戊子四之气）诊。

自四岁时起，每晚夜间遗尿，尿后苏醒。挑食，食少，面色白皙，余皆如常，脉沉数，舌淡红，苔白。脾肾温化不及，拟方抚土备化汤加减：

黑附子15克　淡干姜15克　好人参15克　川牛膝15克　盐泽泻15克　黑猪苓15克　土白术30克　云茯苓10克　覆盆子15克　金樱子15克　益智仁30克　筒远志15克　石菖蒲10克　桑螵蛸30克

共为细末，每服3克，一日二次，淡盐水送服。

五　更　泻

[病例]米某，女，1959年8月（己亥四之气）出生，2009年5月24日（己丑三之气）诊。

2个月前，因饮食不慎而致大便泄泻，日三四次，泻下如水。经输液消炎，泄泻次数减少，而变为每至凌晨三、四点即欲如厕，近月来诸治不效。脉沉细，两尺极弱，面色苍白，少气乏力，食欲大减，舌体浮胖娇嫩，苔白润，此脾肾阳虚之五更泻，拟方抚土备化汤加减：

黑附子100克　白肉桂50克　淡干姜50克　焦白术50克　补骨脂30克　五味子15克　煨肉蔻15克　巴戟天15克　红山参30克　云茯苓30克　炙罂粟壳10克　炙甘草30克　生姜5大片　大枣10枚

腹痛泄泻

[病例1]吴某，男，1988年9月（戊辰五之气）出生，2008年8月28日（戊子四之气）诊。

大便日四五次，稀黄水夹粪，便下灼肛，腹痛如拧，口舌干痛，困倦乏力。脉沉数，舌红苔黄。热迫大肠，仲景葛根黄芩黄连汤主之。拟方如下：

粉葛根 30 克　条黄芩 30 克　川黄连 30 克　炙甘草 15 克

[病例 2] 赵某，男，1962 年 8 月（壬寅四之气）生，2007 年 9 月 12 日（丁亥五之气）初诊。

晨起即急欲便，日二三次不等，便稀如糊，每于饮酒后或受凉后加重，已五年。常服六神丸、补脾益肠丸，时效，时不效。脉沉无力，舌淡苔薄，木横土弱，肾阳偏虚，拟方柴胡四逆汤加减：

醋柴胡 10 克　炒枳壳 9 克　炒白芍 10 克　紫桂皮 9 克　春砂仁 9 克　巴戟天 10 克　补骨脂 10 克　炒山药 30 克　焦白术 15 克　黑附子 30 克　炙甘草 10 克　煨生姜 5 片　大枣 5 枚

七剂，水煎，日二空腹。

9 月 20 日二诊：大便一日二次，腹中酸痛作则欲便，守方续服十五剂，便已如常。

[病例 3] 刘某，男，1952 年 8 月（壬辰四之气）出生，2009 年 4 月 21 日（己丑二之气）初诊。

泄泻如水，日七八次，下腹痛，二月不愈，脉浮大，舌红苔白腻，拟方五苓散加减：

川桂枝 15 克　云茯苓 30 克　黑猪苓 15 克　焦白术 30 克　盐泽泻 9 克　淮山药 30 克　炒白芍 15 克　炙甘草 30 克　煨生姜 15 克

肠鸣泄泻

[病例]薛某，男，1951年9月（辛卯五之气）出生，2009年2月8日（己丑初之气）诊。

肠胃不适数年，近月来腹中鸣响，辘辘如雷，后即欲便，入圊即泻如注，泻罢腹鸣即已。服阿莫西林等消炎药不效。询之，心下痞满不痛，胁腹俱胀，此生姜泻心汤证也。

生姜60克　姜半夏15克　条黄芩9克　川黄连9克　路党参15克　淡干姜10克　焦白术15克　嫩防风9克　炙甘草15克　大枣10枚

下　利

[病例]耿某，男，1975年6月（乙卯三之气）出生，2007年12月22日（丁亥终之气）来诊。

下利两周余，服氟哌酸等药利不止，小腹坠重而痛，利下灼肛，粪便黄臭，短气乏力，脉数，舌红，拟方葛根黄芩黄连汤加味：

粉葛根30克　川黄连10克　条黄芩10克　明党参9克　焦白术9克　炙甘草9克

三剂利止。

大 便 难

［病例 1］郭某，男，1938 年 2 月 3 日（戊寅二之气）出生，2008 年 3 月 6 日（戊子二之气）初诊。

大便如线，黏腻难出，肛门小腹坠胀不快，数年如此，作“慢性结肠炎”治，不见效果。脉沉细弱，舌淡而暗，苔厚腻，语声低微，周身困乏，腹中寒冷，饮食不香。脾虚不运而然，拟方疏土运阜汤加减：

老山参 15 克　炮干姜 10 克　炒苍术 10 克　炒枳实 10 克　黑附子 15 克　云茯苓 15 克　光杏仁 15 克　炒莱菔子 10 克　桑白皮 10 克　云木香 9 克　广陈皮 9 克　炒枳实 10 克　炙甘草 10 克　生姜 3 片　大枣 5 枚

3 月 15 日二诊：服药七剂后，大便变粗，但仍滞塞不快，肛门仍觉坠胀，腹中尚冷，口干舌红，困倦依旧，脉沉细无力，原方加姜黄连 9 克，七剂。

3 月 25 日三诊：大便渐次快利，肛腹坠大减，饮食较前增多，脉沉细而有力，原方再服十数剂。

［病例 2］张某，男，1949 年 5 月（己丑年三之气）出生，2010 年 3 月 6 日（庚寅二之气）诊。

两年来，每次大便需一个多小时，蹲厕后欲便而久久不出，离厕又似欲便，服用果导片、香丹清等多种通便药，虽一时可排出大便，而每天欲便时仍痛苦如前。脉沉细弱，尺中脉微不见，大腹便便，形盛体胖，舌淡白，苔白腻，说话气短，神疲乏力，此脾肾阳虚，土壅不运，中气不足，无力舟行，拟方芪附理中汤化裁：

黑附子 30 克　炙黄芪 30 克　熟地黄 30 克　红山参 15 克　焦白术

15克　云茯苓15克　川桂心10克　光杏仁15克　软柴胡10克　苦桔梗10克　炒枳壳10克　川厚朴9克　炙甘草10克　生姜5片　大枣5枚

服一周后，便渐易排，三十剂而大便如常。

[病例3] 王某，女，1979年5月（己未年三之气）出生，2010年6月11日（庚寅三之气）诊。

三年前至今，便烂如泥，便时费力，色暗黄粘厕，难以冲净。平日易疲倦，怕冷，口水多。脉浮濡沉细，舌淡胖嫩，苔白腻黏浊。脾虚土壅，湿浊不化，拟方疏土运阜加味：

赤、白茯苓各30克　川桂枝20克　焦白术15克　炒苍术15克　盐泽泻10克　姜半夏10克　炒枳实10克　炒莱菔子10克　车前子10克　淡干姜10克　黑附子15克　炙甘草10克　煨生姜5片　大枣10枚

[病例4] 安某，女，1970年2月（庚戌初之气）出生，2010年3月13日（庚寅二之气）诊。

生产时大出血，一年后，每次月经又淋漓不断，少则十天左右，多时几乎一月不断。自2005年至今，出现大便干燥难解，解时十分困难，便中带血，“中西药服遍”无效。脉沉细而涩，面色蜡黄，肌肤消瘦。肝血虚弱，肠道失濡，拟方乌梅柴胡汤加减：

醋乌梅30克　蜜炙柴胡10克　大熟地黄30克　生白芍30克　全当归15克　桂圆肉15克　蜜炙白术10克　炙黄芪30克　玄参10克　苹果片30克　炙甘草15克　生姜5片　大枣12枚

便　秘

［病例 1］王某，女，1973 年 2 月 24 日（癸丑初之气）出生，2008 年 3 月 28 日（戊子二之气）诊。

大便秘结难解十年，面色郁暗多黄褐斑，月经量少，夹黑块，寸脉细数，关尺弦细，舌暗紫，舌边有紫珠。血虚夹瘀，肠道失润，拟方柴胡四逆汤加减：

软柴胡 10 克　炒枳壳 10 克　生、熟地黄各 15 克　油当归 15 克　炒白芍 15 克　酒川芎 9 克　桃仁泥 12 克　光杏仁 12 克　西红花 6 克　郁李仁 10 克　炙甘草 9 克

［病例 2］杨某，女，1984 年（甲子）出生，2008 年 6 月 28 日（戊子三之气）诊。

大便或干或湿，四或五天一次，秘结难解，蹲厕每需半时许方可，起后仍觉便意甚浓，如此四年余。四年来常服“果导片”以通便，刻下服果导亦不能下，小腹胀坠，压之疼痛，脉沉细涩，舌红苔滑腻。肝不疏土，湿阻气郁，所谓气秘，拟方柴胡四逆汤加减：

醋柴胡 10 克　炒枳实 10 克　炒白芍 10 克　云木香 9 克　青、陈皮各 9 克　土白术 30 克　云茯苓 15 克　光杏仁 10 克　川厚朴 9 克　炙甘草 9 克　生姜 3 片

［病例 3］赵某，女，1981 年 8 月（辛酉四之气）出生，2008 年 10 月 28 日（戊子五之气）诊。

近两三个月，大便五六日一次，干燥难解，医院诊断为“结肠炎”，

每次大便必用“开塞露”。脉沉数，苔黄燥。阳明燥热而为“脾约”，拟方仲景麻子仁丸加味：

麻子仁 30 克　光杏仁 15 克　酒大黄 10 克　炒枳实 10 克　荆赤芍 10 克　川厚朴 9 克　玄参 15 克　细生地黄 15 克　郁李仁 10 克

[病例 4] 陈某，女，1974 年 5 月（甲寅三之气）出生，2009 年 2 月 21 日（己丑初之气）诊。

大便秘结十余年，每三五天一解，干燥难下，服果导片、麻仁丸不下，则必用甘油润导之方可。脉弦而数，舌赤苔黄厚燥，口气秽，体禀相火，津血枯燥，肠道失润，当事仲景法。拟方如下：

麻子仁 15 克　生大黄 10 克　炒枳实 10 克　光杏仁 15 克　玄参 15 克　细生地黄 30 克　郁李仁 15 克　生白芍 15 克　黑芝麻 15 克

[病例 5] 华某，女，1994 年 4 月（甲戌二之气）出生，2009 年 2 月 12 日（己丑初之气）诊。

大便干燥难出，每十余日一便，始以开塞露通便尚可，后再用不效。面白皙，见淡青色，食少，腹胀，脉沉细弱。土寒不运，津液不布，肠道燥结之故，拟方理中汤加味：

黑附子 30 克　淡干姜 15 克　焦白术 10 克　白茯苓 15 克　明党参 10 克　云木香 9 克　姜川朴 10 克　光杏仁 10 克　炙甘草 10 克　半硫丸（冲）15 克

便 溏

[病例1]卫某，男，1968年9月（戊申五之气）出生，2008年11月23日（戊子终之气）诊。

大便溏薄不成形三四年，食后即欲便，曾按“慢性肠炎”治疗，服过“补脾益肠丸”等药。脉极沉细，尺肤如冰，舌淡苔白。火极反见寒化，脾肾两虚，土失其司，拟方抚土备化汤加减：

黑附子30克　炮干姜10克　焦白术15克　明党参15克　巴戟天15克　补骨脂15克　淮山药30克　云茯苓15克　嫩鹿茸9克　车前子10克　炙甘草10克

[病例2]韩某，女，1950年3月（庚寅二之气）出生，2008年12月17日（戊子终之气）诊。

大便溏薄近二年，一日两或三次不等，饮食尚可，形体日渐消瘦。脉沉细无力，微有怕冷，舌红苔白润。清寒于中，脾肾两虚，拟方抚土备化汤：

黑附子30克　炮干姜10克　巴戟天10克　补骨脂10克　五味子10克　肉豆蔻10克　春砂仁9克　车前子10克　淮山药30克　云茯苓15克　焦白术15克　明党参10克　炙甘草10克　煨生姜5片　大枣5枚

[病例3]陈某，男，1985年5月（乙丑三之气）出生，2009年5月12日（己丑二之气）初诊。

大便溏薄，日四五次，疲倦乏力，不思饮食。初服氟哌酸类药尚效，后则不应，辗转数周。脉沉弱，神疲，目不欲睁，语声低沉无力，脾土清寒不运，暴食内伤，拟方抚土备化汤加减：

红山参 15 克　焦白术 15 克　云茯苓 15 克　淮山药 30 克　巴戟天 15 克　补骨脂 15 克　肉豆蔻（煨）10 克　广陈皮 10 克　车前子 10 克　川桂心 10 克　炙甘草 10 克

便　血

[病例]王某，女，1973 年 4 月（癸丑二之气）出生，2009 年 6 月 12 日（己丑三之气）诊。

便秘数年，自今年二月至今，每便必下血，先便，后下血，血色鲜红。脉沉数，舌红赤，苔黄而燥。火郁土中，热积阳明，灼伤大肠血络，拟方大黄黄连泻心汤加减：

酒大黄 15 克　川黄连 9 克　条黄芩 15 克　细生地黄 30 克　生地榆 15 克　炒槐花 15 克　桃、杏仁各 10 克　郁李仁 10 克　生甘草 9 克

大便失调

[病例]王某，女，1983 年 2 月（癸亥初之气）出生，2009 年 6 月 2 日（己丑三之气）诊。

大便时干，时稀，时或下利，时或秘结不通，或一日一次，或一日二、三次不等，已一月余。诉曰，在两月前，因生气而突患腹泻，医院诊断为“痢疾”而住院输液，遂致大便如此异常。诊脉沉细无力，面色青黄，舌红赤，苔厚腻而黄，腹中不时鸣响，询之，大便不拘干稀，皆臭秽呛人。

此木火相生，克于脾土，胃肠中食积火郁所致，拟方柴胡四逆汤加减：

醋柴胡12克　生枳壳15克　云木香10克　川黄连15克　条黄芩15克　炒枳实15克　焦白术15克　炒白芍15克　嫩防风30克　广陈皮10克　炙甘草9克

临证医案之外感·咳喘·虚劳养生门

外 感 门

伤 寒

[病例 1] 朱某，男，1967 年 3 月 23 日（丁未二之气）出生，2008 年 3 月 22 日（戊子二之气）诊。

头痛头晕，身形困楚，背部紧急，心中烦躁，打针、输液，二十余日，脉浮紧数，舌尖红，苔白润。拟方麻黄汤加味：

炙麻黄 15 克　川桂枝 15 克　光杏仁 12 克　荆赤芍 15 克　生石膏 30 克　川羌活 10 克　炙甘草 9 克　生姜 3 大片

服药 3 剂，大汗而解。

[病例 2] 任某，男，1933 年 2 月 16 日（癸酉初之气）出生，2008 年 5 月 2 日诊。

身楚如束，头紧如箍，脑后发热，心烦口干，脉浮而紧，舌红，苔白。风寒外束太阳。拟方麻黄汤加味：

炙麻黄 10 克　川桂枝 10 克　光杏仁 10 克　荆赤芍 10 克　生石膏

40克　紫苏叶（后下）9克　苏薄荷（后下）9克　酒川芎9克　炙甘草10克　生姜3片　大枣5枚

伤　风

[病例1]李某，女，1965年4月23日（乙巳二之气）出生，2007年12月31日（丁亥终之气）诊。

20日前浴后发热，头痛头晕，咽干痛，医院以流感收入住院，打针输液治疗十余日，发热虽减轻，但仍头晕头痛，咽干鼻燥，身楚如捆。脉浮数，舌红，苔白微黄，风热外感，郁火内伏，拟方银翘散加减：

金银花10克　青连翘15克　枯黄芩12克　焦栀子9克　淡豆豉9克　酒川芎10克　川羌活10克　白菊花10克　紫苏叶9克　荆芥穗9克　苦桔梗6克　生甘草9克　苏薄荷10克

3剂而已。

[病例2]程某，女，1928年3月11日（戊辰二之气）出生，2008年5月10日（戊子三之气）诊。

发热，微恶寒，头昏痛，身困倦，嗜睡，口干微渴，不欲饮食。脉浮数而虚，舌尖红，苔少。高年阴虚，风热外感。拟方仿麻杏石甘汤加减：

炙麻黄3克　光杏仁6克　北沙参9克　寸麦冬10克　枯黄芩9克　白菊花10克　苏薄荷9克　淡豆豉9克　金银花9克　连翘壳9克　荆芥穗6克　生甘草9克　淡竹叶9克

[病例3]王某，女，1966年11月（丙午终之气）出生，2008年6月9日（戊子三之气）诊。

常年“感冒”，或冬感夏愈，或夏感冬愈，一年365天，天天不离“感冒通”“伤风感冒片”“白加黑”，三五天就需输液消炎。此次1月“感冒”，虽打针、输液、吃药，住院，至今依旧“感冒”。刻诊，头昏，头痛，身体酸困，四肢酸软，不时出汗，鼻塞，气短，不思饮食，时或咳嗽，自觉发热，体温37℃。脉浮缓无力，沉取则指下全无，舌红苔微黄。气血俱亏，荣卫不和，药损体衰，正气式微。拟方桂枝汤加减：

川桂枝9克　炒白芍9克　生黄芪9克　明党参9克　寸麦冬9克　五味子6克　全当归6克　连翘壳9克　紫苏叶6克　荆芥穗3克　广陈皮6克　炙甘草9克　生姜1片　大枣3枚

[病例4]周某，女，1982年3月（壬戌二之气）出生，2008年7月7日（戊子四之气）。

头痛，背强，发热，恶寒，时时自汗出，脉浮小数，舌赤，咽干欲咳。拟方如下：

川桂枝9克　炒白芍9克　连翘壳9克　金银花9克　粉葛根15克　枯黄芩9克　光杏仁10克　寸麦冬10克　苦桔梗6克

[病例5]辛某，女，1971年3月（辛亥二之气）出生，2008年10月6日（戊子五之气）诊。

1个月前感冒，打针、输液，略有减轻。现背部酸楚如绳之束，鼻流清涕而鼻孔灼烫，咽喉干痒，耳内痒，口苦不嗜食。脉弦数，舌红苔微黄。此风热扰于三阳，法当清泄。拟方如下：

炙麻黄 9 克　生石膏 30 克　软柴胡 9 克　条黄芩 6 克　粉葛根 15 克　生大黄 6 克　淡豆豉 10 克　焦山楂、炒麦芽、焦神曲各 10 克　生甘草 9 克

刚　痉

［病例 1］周某，男，1959 年 6 月（己亥三之气）出生，2009 年 5 月 18 日（己丑三之气）诊。

5 月 1 日因热当风，左肩及颈不挛急强痛，不能左顾，亦不能低头，曾经针灸按摩，轻而复重，刻下脉浮紧，畏寒怕冷，无汗，项颈强痛，掣及左肩，引及背，此风寒袭于太阳，经输不利之故也。拟方葛根汤加减：

粉葛根 50 克　炙麻黄 15 克　川桂枝 15 克　赤、白芍各 15 克　光杏仁 10 克　炒枳壳 10 克　酒川芎 10 克　醋乌梅 30 克　全当归 15 克　炙甘草 10 克　生姜 5 片　大枣 5 枚

［病例 2］刘某，男，1970 年腊月（庚戌终之气）出生，2011 年 11 月 12 日（辛卯终之气）诊。

夏日空调房中，从事电脑工作，脖项僵直，不能左右回顾三月余，某医院经 CT、核磁检查，确诊为“颈椎病”理疗牵引月余不效，建议手术矫正，不愿手术，因来求诊。脉沉弦而紧，背部亦强急不舒，舌淡苔白而腻，体禀清寒，腠理开疏时有贪凉空调，寒邪乘隙，入痹经络，气血凝滞不行，拟方葛根汤：

炙麻黄 15 克　川桂枝 15 克　炒白芍 15 克　光杏仁 30 克　全当归 30 克　粉葛根 30 克　川羌活 10 克　酒川芎 10 克　炙甘草 15 克　生姜

5片　大枣12枚

水煎，一日三服。一剂未知，三剂后微有汗出，项背稍舒，后又将麻黄加至30克，桂枝加至20克，羌活加至15克，5日后，背松，头可左右回顾，但仍觉不灵活，再服10剂后病若失。

春　温

[病例1] 孟某，女，1984年5月（甲子三之气）出生，2009年3月12日（己丑二之气）初诊。

两日前微热恶寒，口渴咽干，头痛，恶心。医院以流感输液治疗，刻下但发热，不恶寒，口渴，咳嗽，咽干痛，时时微汗出，舌红赤，苔黄厚，咽部红肿，三日来大便未行，此春温病也，拟方麻杏石甘汤加减：

生麻黄10克　生石膏100克　光杏仁12克　绿升麻15克　生大黄（后下）15克　淡豆豉15克　生甘草9克

服三剂已。

[病例2] 杨某，男，1988年4月（戊辰二之气）出生，2010年2月11日（庚辰初之气）诊。

三日前，夜间突然发热，微似恶寒，天亮后但热不寒，体温40.7℃，口干口渴，汗出，头痛，遂去医院输液，输液时热退至38.3℃，下午又发热至39.4℃，予物理降热，翌日再输液，直至今日，热仍不退。邀余至其家，诊脉沉数有力，面目红赤，口气秽热，口渴喜冷饮而手脚冰凉，昏昏似睡，然忽又问东问西，大便五日未行，腹诊时，身热炙手，皱眉呼痛，望其舌，焦黄起刺，余曰：此阳明腑实，当下之。疏大承气汤，一剂便通热退，二剂身凉神清。

秋　燥

[病例1] 白某，男，1978年10月（丙午五之气）出生，2010年7月28日（庚寅四之气）诊。

咳嗽经月，无痰，口干鼻干，遍身瘙痒，四肢多见搔痕。脉弦数，舌红苔薄而干，大便干燥难解，火盛灼金，拟方泻火保金方：

酒大黄6克　姜黄连5克　枯黄芩9克　栀子皮3克　蝉蜕5克　荆芥穗3克　炙百合15克　生白芍10克　阿井胶（烊）10克　寸麦冬15克　炙甘草10克　霜桑叶7片

[病例2] 李某，女，1989年8月（己巳四之气）出生，2009年9月21日（己丑五之气）诊。

入秋以来，口咽干燥，鼻中干燥少涕，口渴而不欲饮水，脉浮数而细，舌红赤，少苔。燥伤肺胃，拟方桑杏汤加减：

霜桑叶10克　光杏仁10克　麦冬10克　玉葳蕤10克　淡豆豉10克　北沙参10克　鲜生姜3片

煎水代茶频饮。

[病例3] 张某，女，1990年10月（庚午五之气）出生，2010年2月20日（庚寅初之气）诊。

自2009年9月份咳嗽至今未愈，中西药多用而不效。刻下，干咳无痰，咳声连连不断声音嘶哑，脉弦细数，舌红，苔燥而中、根部偏厚，岁火刑金，津伤燥结，拟方泻火保肺：

酒大黄10克　栀子皮6克　炒枳实9克　北沙参10克　大青叶10克　川黄连9克　枯黄芩9克　光杏仁10克　生白芍10克　寸麦冬15克　炙甘草10克

3月8日（二之气）二诊：大便已通，咳嗽锐减，原方去大黄，枳实，守服半月而愈。

[病例4]贾某，女，1950年9月（庚寅五之气）出生，2009年10月（己丑五之气）诊。

咽干咽痛，咳嗽少痰，身肤瘙痒，抓之落白屑，一月有余，输液不效。脉浮涩，舌白无津，此秋燥也。拟方麻杏石甘汤加减：

炙麻黄6克　炙杷叶9克　生石膏30克　光杏仁12克　寸麦冬10克　黑芝麻15克　北沙参15克　全当归30克　牛蒡子9克　净蝉蜕10克　炙甘草10克

水煎，日三夜一服。

冬　温

[病例]王某，男，1997年6月（丁丑三之气）出生，2009年1月17日（戊子终之气）诊。

发热，咳嗽，口干，咽痛，头晕，面赤如醉，脉浮数，舌边尖红赤，苔薄白少津。温热感伤肺卫，拟方麻杏石甘汤加减：

生麻黄3克　生石膏15克　光杏仁9克　金银花9克　青连翘9克　荆芥穗6克　牛蒡子9克　淡豆豉9克　苦桔梗6克　活芦根30克　苏薄荷9克　淡竹叶6克　生甘草6克

伤　暑

[病例1] 代某，女，2008年7月2日（戊子四之气）诊。

发热，口渴，气短，乏力，头目昏重，胸闷呕恶，精神困倦，溺赤涩，脉洪大数，舌红赤，暑热外伤，拟方白虎加人参汤加化湿药：

毛知母15克　生石膏15克　明党参15克　广香薷9克　川黄连6克　清半夏10克　藿香叶6克　川厚朴6克　生甘草9克　粳米50克　淡竹叶9克

[病例2] 邓某，女，1988年4月（戊辰二之气）出生，2008年7月3日（戊子四之气）诊。

神倦乏力，气息短少，口干微渴，午后微热（37℃），食欲不振，输液未解。脉虚数，舌红少苔而干，暑伤气阴，拟方竹叶石膏汤加味：

淡竹叶9克　生石膏15克　清半夏9克　寸麦冬10克　太子参15克　焦白术9克　云茯苓10克　炙黄芪15克　全当归9克　青、陈皮各6克　春砂仁6克　炙甘草9克

伤　湿

[病例] 吴某，女，1964 年 5 月（甲辰三之气）出生，2008 年 9 月 18 日（戊子五之气）诊。

头目昏重，身体重滞，四肢困重，午后微热，脘腹闷胀，不欲饮食。脉沉细，舌苔白滑。体禀湿土之气，又冒雨劳作，湿气外伤，脾土内困，拟方疏土运阜汤加减：

赤白苓各 15 克　炒苍术 15 克　川桂枝 15 克　广藿香 20 克　广香薷 10 克　紫苏叶 9 克　广陈皮 9 克　白豆蔻 10 克　薏苡仁 15 克　光杏仁 10 克　姜川朴 6 克　炙甘草 9 克

咳喘门

咳　嗽

[病例 1] 姚某，男，1971 年 7 月（辛亥四之气）出生，2007 年 9 月 13 日（丁亥五之气）初诊。

干咳少痰一月余，脉弦细数，舌红瘦，苔白糙，渴不欲饮，此秋来肺燥之咳，消炎何益，故月余不已，拟方竹叶石膏汤加减：

淡竹叶 10 克　生石膏 30 克　麦冬 10 克　清半夏 10 克　川贝母 9 克　北沙参 15 克　炙甘草 15 克　粳米 30 克　霜桑叶 6 克　光杏仁 12 克

五剂咳已。

[病例 2] 杨某，女，1969 年 5 月 12 日（己酉三之气）出生，2007 年 12 月 12 日（丁亥终之气）初诊。

咳嗽咯痰，时作时休，三日未已。脉弦滑而数，舌红，苔黄腻，口干微渴，痰火壅肺，拟方麻杏折金汤加减：

炙麻黄 10 克　生石膏 30 克　光杏仁 15 克　川贝母 10 克　毛知母 10 克　全瓜蒌 15 克　白僵蚕 10 克　全当归 15 克　苦桔梗 9 克　桑白皮 10 克　生甘草 15 克

七剂，水煎，食后服，日三夜一。

12 月 20 日二诊：五剂痰略少，七剂后咳已松，但一日间尚咳三四次，大便干燥难解。脉弦数，舌苔仍黄腻，上方去桔梗，加生大黄 9 克，再七剂。

2018 年 1 月 10 日三诊：药后泄泻三次，苔已薄口仍干燥，但不欲饮，此久燥阴虚，去麻黄、大黄、瓜蒌不用，更加北沙参 10 克，寸麦冬 15 克，十剂咳痰已。

[病例 3] 刘某，女，1977 年 4 月 12 日（丁巳二之气）出生，2007 年 12 月 22 日（丁亥终之气）初诊。

咳嗽三天，无痰，服用罗红霉素、阿莫西林等咳不止，胸腹因咳而痛，鼻塞，流黄涕，口干，咽痛，脉浮数，舌红苔白，风热犯肺。拟方如下：

炙麻黄 9 克　生石膏 30 克　光杏仁 12 克　条黄芩 9 克　连翘壳 9 克　荆芥穗（后下）6 克　霜桑叶 9 克　白菊花（后下）9 克　淡豆豉 9 克　炙甘草 9 克

五剂而安。

[病例4] 张某，女，1972年6月16日（壬子三之气）出生，2008年2月18日（戊子初之气）初诊。

年前咳嗽至今不愈。干咳少痰，痰黏难咯，鼻塞鼻干，脉弦数，舌红少苔，此燥气伤肺，拟方竹叶石膏汤合麻黄折金汤。

炙麻黄6克　淡竹叶10克　生石膏30克　北沙参10克　白僵蚕9克　霜桑叶10克　光杏仁10克　全当归30克　寸麦冬15克　炙杷叶9克　生甘草10克

[病例5] 孟某，女，1929年9月3日（己巳五之气）出生，2008年3月2日（戊子二之气）初诊。

干咳无痰五年，每因气候变化及异常气味而引发，曾被诊断为“慢性咽炎”“慢性支气管炎”，屡用各类消炎药，咳嗽时减时增。

刻诊：形销骨立，舌红无苔，口苦口干，欲饮不饮，脉弦细数，自觉胸中有气上冲，时时咳嗽，咳声沙哑，不思饮食，食而无味。此肺脾两虚，仲景曰：火逆上气，麦门冬汤主之，先镇其咳，续以健脾。拟方如下：

寸麦冬30克　生石膏30克　北沙参15克　全当归15克　五味子10克　清半夏10克　炙桑白皮9克　炙杷叶6克　川贝母9克　霜桑叶6克　炙甘草9克

3月9日二诊：脉弦数，咳依旧，口苦口干略见好转。未见不良反应，守方再服七剂。

3月23日三诊：咳嗽减轻，日咳十余次，每咳三五声即止，夜咳五六次，每咳亦不过三两声，脉弦虚，口干无味。守原方加砂仁6克，山楂6克。

4月3日四诊：咳嗽基本停止，惟身倦乏力，饮食少进，脉虚弦，舌红苔少。

寸麦冬30克　太子参10克　云茯苓10克　焦白术9克　全当归15克　清半夏10克　鸡内金9克　春砂仁6克　焦山楂　炒麦芽　焦神曲各6克　霜桑叶6克　炙甘草9克

[病例6]张某，男，1968年6月9日（戊申三之气）出生，2008年3月8日（戊子二之气）诊。

咳嗽月余，食辛即作，遇寒亦作，心有不悦更作，胸中气逆上冲，不由不咳，西医以“支气管肺炎”收入住院，输消炎药近一个月，咳嗽依旧。脉弦数，舌红赤，动不动就郁怒发火，显然肝火犯肺，拟方柴胡四逆汤加减：

醋柴胡10克　清半夏10克　条黄芩15克　焦山栀10克　粉青黛（包）9克　酒大黄10克　生石膏30克　生桑白皮10克　光杏仁12克　紫桂皮6克　生甘草10克　生铁落30克

五剂轻，七剂愈。

[病例7]张某，女，1975年11月4日（乙卯终之气）出生，2008年4月18日（戊子二之气）诊。

咳嗽气短六七年，断断续续，时轻时重，反复发作。刻下胸中气逆上冲，干咳无痰，口干喉痒，脉弦细数，舌红苔白，拟方麻杏折金汤加减：

炙麻黄6克　炙桑白皮9克　白僵蚕9克　清半夏10克　寸麦冬15克　生石膏15克　光杏仁10克　北沙参10克　霜桑叶9克　炙杷叶9克　苦桔梗9克　炙甘草9克　粳米一把。

[病例8]淮某，男，1977年7月3日（丁巳四之气）出生，2008年4月27日（戊子二之气）诊。

咳嗽一个月，胸满气逆，痰白微黏，口苦食少，脉滑数，舌红苔微黄，拟方麻杏折金汤加减：

炙麻黄 6 克　光杏仁 10 克　生石膏 15 克　清半夏 9 克　云茯苓 10 克　广陈皮 9 克　大贝母 9 克　苦桔梗 9 克　白僵蚕 9 克　全当归 9 克　枯黄芩 9 克　荆芥穗 6 克　生甘草 9 克

[病例 9] 刘某，男，1978 年 3 月 15 日（戊午二之气）出生，2008 年 5 月 10 日（戊子三之气）诊。

干咳连声，咳则心下痛，咽干咽痛，烦热口渴，脉浮数，舌红赤。苔薄微黄。风热犯肺，肃降失司，拟方麻杏折金汤加减：

炙麻黄 6 克　光杏仁 12 克　生石膏 30 克　金银花 9 克　连翘壳 9 克　霜桑叶 9 克　桑白皮 9 克　白僵蚕 9 克　山豆根 9 克　苦桔梗 6 克　寸麦冬 10 克　生甘草 9 克

[病例 10] 犹某，男，阵发性咳嗽二年，每发必先喉痒，继则咳嗽，痰涎甚多，色白质稀。脉沉细滑，舌淡红，苔白滑腻。脾肾阳虚，湿痰壅肺，拟方加味理中汤加减：

云茯苓 30 克　川桂枝 15 克　土白术 15 克　黑附子 15 克　补骨脂 10 克　五味子 10 克　淡干姜 9 克　辽细辛 9 克　姜半夏 12 克　炒山药 10 克　炒薏苡仁 15 克　炙甘草 9 克　生姜 3 片

[病例 11] 王某，男，1958 年 2 月（戊戌初之气）出生，2008 年 12 月 8 日（戊子终之气）诊。

咳嗽吐痰，痰白，黏而少，咳吐不利，虽日服消炎药，而 2 个月不愈，咳则胸脘痛，寸脉浮数，舌红苔薄而干，燥气伤肺，拟方补肺降火汤加减：

淮山药 15 克　太子参 10 克　炙百合 10 克　寸麦冬 10 克　清半夏 6 克　川贝母 9 克　光杏仁 9 克　全当归 15 克　条黄芩 9 克　霜桑叶 9 克　荆芥穗 6 克　生甘草 9 克　灯心草 1 握

[病例 12] 张某，男，1963 年 9 月（癸卯四之气）出生，2008 年 12 月 29 日（戊子终之气）诊。

咳嗽三年，每逢冬春即发，痰少难咳，服肺宝三效片可稍缓病情。脉浮取弦数，沉取实大有力，舌红，舌中苔厚黄腻，咳声甚重，此胃中积滞生热，上冲清虚之脏，拟方泻火保肺汤加减：

生大黄 15 克　姜黄连 9 克　条黄芩 9 克　炒枳实 10 克　川厚朴 10 克　玄明粉 10 克　全瓜蒌 15 克　焦栀子 6 克　毛知母 10 克　五味子 10 克　全当归 15 克　淡干姜 6 克　生甘草 9 克

[病例 13] 闫某，女，1967 年 7 月（丁未四之气）出生，2009 年 1 月 11 日（戊子终之气）诊。

一个月前感冒风寒，头痛，发热，恶寒，咳嗽。经治，寒热头痛解后，咳嗽依然。刻下，咳嗽声重，痰黏难出，若痰咳出则咳减。脉弦数，口干欲饮，舌边红赤。寒郁化火，痰火阻肺，拟方麻杏折金汤加减：

麻黄绒 9 克　生石膏 15 克　光杏仁 10 克　葶苈子 6 克　毛知母 10 克　川贝母 10 克　全瓜蒌 1 个　生大黄 10 克　焦山栀 9 克　白僵蚕 10 克　云茯苓 10 克　桑白皮 9 克　生甘草 10 克

[病例 14] 白某，男，1991 年 6 月（辛未三之气）出生，2009 年 2 月 10 日（己丑初之气）诊。

咳嗽四天，痰黏少而胸闷，喉中嘶嘶有声，脉弦数，舌红，苔黄，痰饮深伏，郁而化热，阻塞肺窍，拟方射干麻黄汤加味：

片射干 15 克　炙麻黄 9 克　川厚朴 9 克　全瓜蒌 1 个　桑白皮 12 克　淡干姜 6 克　辽细辛 6 克　五味子 6 克　生白芍 10 克　光杏仁 12 克　酒大黄 10 克　条黄芩 9 克　炙甘草 9 克

咳　　喘

[病例 1] 张某，男，1930 年 1 月 8 日（庚午终之气）出生，2005 年 10 月 21 日（乙酉五之气）初诊。

患者颜面浮肿，目下如有卧蚕，自诉约于 20 岁时即患痰喘，每至入冬即发，至来年五六月自行缓解，求医无数，吃药无数，或有效，或无效。近三四年病情加剧，且与往年不同，冬季发作，入夏亦发作，畏寒怕冷，手足发凉，气息短少，不能活动，动则益甚，痰多如涕起泡，中夹清水，何时痰涎喀出，咳喘方减。口干微渴，时而心烦，小便频数。诊脉沉弦，舌尖红赤，苔微发黄而燥，拟方麻杏折金汤加减：

炙麻黄 9 克　光杏仁 15 克　生石膏 30 克　辽细辛 6 克　姜半夏 9 克　川贝母 10 克　全瓜蒌 15 克　广陈皮 9 克　炙甘草 10 克

水煎，日二服，一日一剂。

10 月 28 日二诊：服上方五剂，烦渴去，咳喘略减，脉沉弦紧。

炙麻黄 9 克　川干姜 9 克　辽细辛 10 克　生石膏 30 克　五味子 6 克　姜半夏 10 克　荆赤芍 15 克　片射干 9 克　葶苈子 10 克　白芥子 10 克　紫苏子 10 克　莱菔子 10 克　炙甘草 9 克　生姜 3 片，皂角核 7 粒水煎服，一日二次空腹服。

11月6日三诊：服药七剂，每服之后大便泄泻，一日二至三次，吐出大量痰涎，咳喘大减，而身乏无力，时觉心慌，脉沉弦，舌淡红，苔白微腻。

10月28日方，去葶苈子、皂角核，加全当归30克，予服十剂。

11月19日四诊：仍有咳喘，言较往年大为减轻，仍感乏力怕冷，食欲不振，食后欲便，大便仍稀，一日二次，脉沉细弦，重按无力，此脾肾之虚也。拟方抚土备化汤加减：

黑附子15克　明党参10克　焦白术10克　云茯苓15克　巴戟天15克　淡干姜9克　补骨脂15克　五味子9克　姜半夏10克　大熟地黄30克　淮山药30克　全当归30克　春砂仁9克　炙甘草9克　生姜3片，大枣5枚

水煎服每日一剂，连服半月。

12月13日五诊：大便成形，一日一次，饮食大增，未觉乏力，不甚怕冷，咳喘时作，痰涎已不多，痰出咳喘即止，今冬基本安宁，守方隔日一服，以巩固疗效。

2006年9月来诊：为今年夏天咳喘未作，但恐入冬再发，欲预治之，以防微杜渐。嘱仍守最后方服十余剂，后年年如斯服，以时年运气及病况稍作增损。2013年10月，其孙以头痛来诊，云其祖父于五月份突发心肌梗死而亡。

[病例2] 孟某，女，1937年8月13日（丁丑四之气）出生，2008年4月6日（戊子二之气）诊。

咳嗽气喘不时发作，常以氨茶碱、麻黄素控制。脉弦紧，舌暗红，苔

白腻，面目虚浮，呼吸嘶嘶有音，咳白色痰沫，手指发紫而胀。寒饮郁肺，气血瘀阻，拟方麻杏折金汤加减：

炙麻黄 10 克　川厚朴 10 克　光杏仁 12 克　全当归 15 克　淡干姜 9 克　姜半夏 12 克　炙桑白皮 10 克　云茯苓 15 克　炙冬花 9 克　片射干 9 克　五味子 6 克　太子参 9 克　炙甘草 9 克

喘息短气

[病例] 吕某，男，1935 年 7 月 6 日（乙亥三之气）出生，2008 年 1 月 4 日（丁亥终之气）初诊。

自 2007 年 12 月误服麻黄大汗后，即喘促气急息短，遇寒遇劳则更甚，医院以“哮喘”治疗半月，喘息仍旧，遂出院求中医治。刻诊：精神衰疲，面色皖白，息短声微，脉虚弦豁大，尺脉似无。下焦虚衰，不能摄纳，开源节流，当大补肾元。拟方如下：

制附子 30 克　川桂心 10 克　大熟地黄 30 克　山茱萸 30 克　嫩鹿茸（为末冲）10 克　蛤蚧粉（分冲）6 克　红山参 15 克　大麦冬 15 克　五味子 10 克　菟丝子 30 克　淮山药 30 克　光杏仁 10 克　炙甘草 5 克

每一剂浓煎顿服，一日三剂。

1 月 16 日二诊：喘促衰其大半，语声有力，精神顿增，觉口干口渴，前方去蛤蚧、鹿茸，另以西洋参 10 克，大雪梨一个，蜂蜜 50 克合炖为膏，与前方配服，每日一剂。

2 月 7 日三诊：喘促息急气短基本消失，时有热气自腹内上冲，口干口渴，脉洪大弦数，舌红苔微黄。

西洋参10克　大麦冬10克　五味子9克　光杏仁9克　生石膏30克　枯黄芩9克　片射干9克　桑白皮10克　炙甘草10克

3月5日四诊：腹内热气上冲未已，时而恶心干呕，小腹胀痛拒按，询之十余日来尚未大便，此燥屎结于阳明大肠之故。

酒川军（后下）12克　炒枳实12克　川厚朴15克　芒硝（冲服）10克　桑白皮10克　细生地黄5克

水煎顿服。

3月21日，复因大便干燥难解来诊，云正月服“下药”后，便通冲平，一切复安。

短　气

[病例1] 翟某，男，1946年3月20日（丙戌二之气）出生，2008年5月26日（戊子三之气）诊。

尝患咳喘，入冬即发。开春后咳喘虽已，而气短复作。端坐呼吸时觉气不够用，走路活动则气短气促，胸腹中自觉空虚，每以引长一吸为快。刻下神疲体倦，呼吸微弱，走动则呼吸加快，气息短浅似喘，长长一吸方能呼吸平静，形体消瘦，面色晦白，目少神光，脉虚弦，尺极弱，舌淡苔白。肺脾两虚，肾不纳气，拟方开源节流汤加减：

黑附子30克　大熟地黄30克　山茱萸15克　巴戟天15克　五味子10克　蛤蚧尾（打粉冲）1对　红山参15克　焦白术10克　云茯苓10克　广陈皮9克　全当归15克　炙甘草10克

麦味地黄丸早晚（冲）各1丸

［病例 2］王某，女，1961 年 5 月（丙子三之气）出生，2008 年 6 月 13 日（戊子三之气）诊。

气息短少二年多，每因活动，或遇到寒冷，或异常气味时就发作。曾有医诊断为“过敏性哮喘”，治之年余也不见效。刻下气息短少，弯腰捧腹，体倦乏力，面色皖白，食少纳呆，形体消瘦，不咳不喘，脉沉细极弱，几乎难触及脉跳，舌瘦苔薄。此肺脾肾三脏俱虚之故。拟方如下：

炙黄芪 30 克　红山参 15 克　焦白术 10 克　云茯苓 15 克　全当归 10 克　大熟地黄 30 克　山茱萸 15 克　核桃肉 15 克　补骨脂 15 克　鹿角胶 15 克　光杏仁 10 克　广陈皮 10 克　炙甘草 10 克

调治 2 个月渐安。

胸中支饮

［病例］李某，男，1970 年 10 月 13 日（庚戌五之气）出生，2007 年 11 月 23 日（丁亥终之气）初诊。

咳嗽胸痛，吐水液痰，形体消瘦，西医拍片诊断为“胸积水”，脉弦紧，舌白滑，此水停膈间，拟方葶苈大枣泻肺汤：

葶苈子 15 克　川厚朴 9 克　益母草 15 克　姜半夏 15 克　大枣 10 枚

三剂，隔日服一剂，水煎凌晨空腹顿服。

12 月 2 日二诊：服药后大便泄泻，日二三次，泻下物呈黑色粪便夹水，胸痛顿减，咳嗽亦缓，胸片示胸腔积液去大半，尚有些许，脉沉弦，舌淡滑，拟方如下：

炙麻黄9克　辽细辛6克　淡干姜9克　姜半夏10克　云茯苓15克　光杏仁10克　川桂枝9克　焦白术10克　车前子（包煎）10克　益母草10克　炙甘草9克

十剂，水煎，日二服，每日一剂。

12月23日三诊：咳嗽微喘，胸中痞闷，时有隐痛，寒热时作，口苦、口干，少气乏力，舌淡红，苔白滑，痰饮未净，气阴已虚。

软柴胡6克　枯黄芩9克　西洋参10克　焦白术9克　云茯苓15克　川贝母10克　寸麦冬15克　生牡蛎（先煎）30克　川黄连9克　全瓜蒌15克　炙甘草10克

十五剂，煎服如前。

2008年3月6日四诊：2008年2月中旬，检查示胸腔积液已净，惟口干渴而不欲饮水，精神短少，乏力，食少乏味，故在当地请一中医调养，服药十余剂，仍觉虚弱不堪，故又来请诊。形极消瘦，面、肤黧黑，口淡无味，不嗜食，此痰饮虽去，而气阴两虚，中土运化不及，拟方抚土备化汤加减：

黑附子15克　淡干姜10克　生白术10克　太子参10克　云茯苓15克　麦冬10克　巴戟天9克　春砂仁6克　淮山药15克　焦山楂、炒麦芽、焦神曲各9克　生姜3片　大枣5枚

十五剂而一如常人。

小儿咳嗽

[病例1]岳某，女，2005年5月（乙酉三之气）出生，2008年6月24日（戊子三之气）诊。

入夜则咳，喉痒有痰，消炎治疗十余日。食少，腹胀，嗳气酸臭，舌红，苔厚。食积化火，上灼肺金，拟方泻火肃肺汤加减：

生大黄5克　川黄连3克　枯黄芩5克　寸麦冬9克　炒莱菔子9克　桑白皮6克　栀子皮3克　炒鸡内金5克　炒枳实3克　广陈皮6克　生白芍9克　苦桔梗3克　生甘草3克

[病例2]冯某，男，1996年5月（丙子三之气）出生，2008年12月31日（戊子终之气）诊。

始因感冒，继则咳嗽，痰多而黏，咳出不利用消炎药不效。刻下：咳声粗糙如锯，痰色黄稠，口干而渴，舌红苔黄，脉弦而数，肝火犯肺，拟方泻火肃肺汤加减：

粉青黛（包）10克　条黄芩10克　姜黄连6克　焦山栀9克　生大黄10克　桑白皮9克　毛知母10克　浙贝母10克　全瓜蒌30克　寸麦冬10克　云茯苓30克　筒远志9克　全当归10克　生甘草9克

[病例3]郭某，男，1998年5月（戊寅三之气）出生，2008年8月27日（戊子四之气）诊。

一个月前“中耳炎”，住院输液治疗，三天前又咽喉肿痛，不能饮食，吞咽则痛如火灼。咽夹红肿，舌边尖红赤，苔黄而燥，大便五日未解，口气秽恶。孩童纯阳之体，生禀阳盛火郁，复遇岁火太过，大宜寒凉滋水，釜底抽薪，拟方大承气汤化裁：

酒大黄9克　生枳实6克　川厚朴6克　玄明粉6克　玄参10克　细生地黄10克　生甘草5克

二剂而已。

［病例4］格格，女，2006年7月（丙戌四之气）出生，2009年4月10日（己丑二之气）初诊。

咳嗽二周，输液消炎不效。遇冷则咳，活动也咳，指纹紫红而浮，风火犯肺，邪气奔逆，拟方伤寒论麻杏石甘汤加减：

炙麻黄3克　光杏仁6克　生石膏15克　条黄芩5克　桑白皮5克　清半夏3克　麦冬9克　炙百部3克　荆芥穗3克　炙甘草5克

［病例5］包某，男，1999年10月（己卯五之气）出生，2009年9月（己丑四之气）诊。

咳嗽近一周，咳声粗壮而嘶哑，痰黏缠喉难出，虽输消炎药四五日，病不稍减。诊脉洪数，舌红赤，苔黄厚而干，时欲饮水，喜凉。此食积生火，痰火阻肺，拟方麻杏石甘汤加减：

生大黄10克　炒枳实6克　葶苈子6克　炙麻黄6克　光杏仁12克　生石膏30克　浙贝母6克　苦桔梗5克　生甘草3克

［病例6］崔某，女，2006年3月（丙戌二之气）出生，2009年11月24日（己丑终之气）诊。

咳嗽十天，声高痰少，咳时间呕，指纹紫滞，舌红太厚，食滞胃脘，火灼肺金，拟方泻火肃肺汤加减：

生大黄3克　姜黄连1.5克　生白芍3克　寸麦冬5克　炒枳实3克　元明粉2克　桑白皮5克　枯黄芩5克　荆芥穗7个　广陈皮3克　竹叶卷芯3克

[病例7]刘某，女，2011年5月（乙卯三之气）出生，2016年9月（丙申四之气）诊。

咳嗽吐痰，痰中夹食，咳声连连不断，面色红赤，指纹沉紫而滞，口中气秽，舌苔厚浊，大便干燥难解，显系食积中焦，浊气上熏郁肺而咳，化积消食，清火肃肺。拟方如下：

酒大黄0.5克　炒枳实0.5克　炒玉片3克　川黄连0.5克　炒鸡内金6克　炒鳖甲10克　焦山楂、炒麦芽、焦神曲各3克　云茯苓3克　广陈皮3克　光杏仁5克　净蝉蜕7个　炙甘草5克

虚劳养生门

虚　损

[病例1]周某，1982年6月（壬戌三之气）出生，2008年12月29日（戊子终之气）诊。

两手拇指指甲枯燥，中间凹陷，甲尖翘起，与肉分离，出血疼痛，近半年。寸关脉沉弦细弱，右尺洪大无力，左尺脉隐约可见，肌肤消瘦，甲错不泽。询之，2005年结婚，婚后二年无子，因而每日三至五次性生活以求怀孕，至2008年5月遂见拇指指甲有如斯病变。此精血亏损，肝肾并虚，治宜血肉有情之品大补方可。拟方如下：

熟地黄 30 克　淮山药 30 克　山茱萸 15 克　鹿角胶 15 克　龟甲胶 15 克　阿胶 15 克　老山参 10 克　女贞子 15 克　全当归 10 克　生白芍 10 克　炙甘草 9 克

此方服约二个月，而指甲红润饱满如常，后又制丸予服半年，其妻已孕三个月矣。

[病例 2] 范某，男，1967 年四月（丁未二之气）出生，2009 年 2 月 18 日（己丑初之气）初诊。

时当五八，肾气衰，时觉乏力懒动，精神萧索，百无聊赖，六脉细软，予补益肝肾，予抚土备化，调理气血。拟方如下：

炙附子 30 克　红山参 15 克　焦白术 10 克　云茯苓 15 克　熟地黄 15 克　全当归 10 克　炒杜仲 15 克　川续断 15 克　骨碎补 15 克　广陈皮 9 克　炙甘草 10 克　生姜 3 片　大枣 5 枚

间日一剂，服至三个月，始觉气力渐充。

[病例 3] 王某，女，1974 年 7 月（甲寅四之气）出生。2009 年 3 月 10 日（己丑二之气）初诊。

产后调理不周，饮食不济，身弱乏力一年余，西医检查确诊为“贫血”，遂予输血等治疗，数月病仍如旧，化验血红蛋白仍为两月前之 5mg/dl。脉沉细弱，舌淡少苔，时时嗳气，胸胁痞满，面色苍白，唇甲皆少血色，周身皮肤微黄枯燥。头发黄燥稀落。气机郁结，肝肾两亏。心脾俱虚。先予柴胡四逆汤调畅气机，后事补益。拟方如下：

醋柴胡 15 克　川楝子 9 克　炒枳实 9 克　姜半夏 9 克　太子参 15

克　紫苏梗 9 克　炒白芍 15 克　云茯苓 10 克　焦白术 9 克　炙甘草 10 克　生姜 3 片

五剂。水煎服。

3 月 6 日二诊：嗳气痞满已，余证如前。备化合理中加减：

黑附子 30 克　红山参 15 克　炙黄芪 15 克　焦白术 10 克　云茯苓 10 克　川干姜 10 克　全当归 12 克　炒白芍 10 克　酒川芎 6 克　桂圆肉 15 克　云木香 9 克　春砂仁 6 克　炙甘草 15 克　生姜 3 片　大枣 5 枚

四十五剂。水煎服，日一剂。

4 月 25 日三诊：血色素 9 克面色微见红润，自觉精神，有力气，守原方附子减为 15 克，续服 1 个月。

羸　　弱

［病例］常某，男，1965 年 1 月 18 日（乙巳初之气）出生，2007 年 12 月 25 日（丁亥终之气）初诊。

先因患口疮，一医屡用苦寒，致中寒胃败，不能饮食，频频下利，未及三个月，原本 176 公分，88 千克之体，而今肉削肤蹙，形瘦骨立，仅剩 51 千克。诊脉六部沉细微数，舌干红无苔，口干咽燥，不思饮食，下利不禁，日六、七次，少气懒动，全身无力。此脾胃虚弱，不能运化，当建中州，拟方新加苓桂术甘汤加减：

焦白术 15 克　云茯苓 30 克　西洋参 10 克　太子参 10 克　淮山药 30 克　炒薏苡仁 30 克　肉豆蔻（煨去油）10 克　巴戟天 10 克　粉葛根 15 克　炙甘草 15 克　春砂仁 9 克　煨生姜 5 片　红枣 5 枚

水煎，日二空腹服。

2008年2月12日二诊：服药七剂，利下渐止，粪便成形，一日二或三次不等，仍不思食，乏力懒动。

焦白术15克　云茯苓30克　西洋参10克　太子参10克　淮山药30克　粉葛根15克　淡干姜6克　春砂仁9克　广陈皮6克　焦山楂、炒麦芽、焦神曲各9克　炙甘草9克　煨生姜5片　红枣5枚

水煎，日二空腹服。

2008年2月23日三诊：渐可进食，一次可食二至三两，精神亦增，形体仍瘦，守前方续服一个月。是年3月中旬，相遇街头，已红光满面，肌肉丰腴，云现在体重以至70千克。

乏　力

[**病例1**]薛某，女，1927年6月（丁卯三之气）出生，2010年7月13日（庚寅四之气）诊。

四五年来，耳鸣、视物不清十余年，近四五年来，口干、咽干、眼睛干燥，尿时尿道涩痛。脉弦涩，重取无力，舌瘦薄，干燥少津，无苔。肝木受邪，津血不濡，拟方乌梅柴胡汤加减：

小乌梅60克　生白芍30克　全当归20克　细生地黄15克　五味子10克　川干姜6克　黑附子9克　明党参15克　川桂枝10克　川黄连6克　川黄柏9克　肉苁蓉15克　炙甘草15克

每日一剂，连服三个月再议。

2010年10月9日，其子来告曰：小便已舒，口、咽、眼睛已不甚干，

耳鸣依旧，视力仍差，实在不想再喝药了。余曰：诺诺。

[病例2]李某，女，1968年8月（戊申四之气）生，2007年9月11日（丁亥五之气）初诊。

困倦乏力数年，脉沉细，时时欲寐，舌淡红质嫩，面色黧黑，经少色如黑水，手足凉，治遵少阴病法。拟方如下：

黑附子30克　炮干姜10克　焦白术10克　老山参（另炖兑服）15克　炙甘草30克

每日一剂早晚服。

10月11日二诊：精神见振，面色发红，此次经水量多，色红，然仍不经劳，脉仍沉细，久安觉有力，守方续服一个月而安。

[病例3]岳某，女，1947年7月20日（辛亥四之气）出生，2008年4月29日（戊子二之气）初诊。

每至春来即疲乏懒动，烦躁，易于上火。脉弦细数，两尺无力，口干舌燥，但不喜饮，阴血不足，肝木气盛，补肺降火以治之。

细生地黄15克　生白芍15克　淮山药15克　天、麦冬各10克　北沙参20克　条黄芩10克　软柴胡9克　生甘草10克　全当归10克　枸杞子10克

七剂。

5月12日二诊：口舌已润，疲乏稍减，饮食不香，脉沉弦细。原方去天冬、麦冬、北沙参，加明党参10克　焦白术9克，焦山楂、炒麦芽、焦神曲各10克。

6月2日三诊：上药服五剂后，感觉已愈如往日。前日因邻家有事帮忙过劳，复觉困倦乏力，遂将前方再服五剂。

[病例4] 李某，女，1987年12月11日（丁卯终之气）出生，2008年4月5日（戊子二之气）初诊。

困倦乏力，全身酸软，饮食少思，厌恶油腻食品，曾经检查为“乙型肝炎”，治疗一年余。脉弦细弱，舌淡红，苔薄白，畏寒怕冷，四肢不温，面色不泽，形体消瘦，目光乏神，神情郁默，肝肾阴阳两虚，气血亏损，拟方乌梅柴胡汤合加味苓桂术甘汤：

醋乌梅50克　黑附子15克　川桂心10克　红山参10克　生白芍10克　云茯苓10克　焦白术9克　炙黄芪15克　全当归9克　生、熟地黄各9克　五味子9克　炙甘草9克　生姜3片　大枣10枚

十剂，每日一剂。

4月14日二诊：脉弦细弱，证情依旧，饮食不思，守方加春砂仁6克，焦山楂　炒麦芽　焦神曲各9克。

[病例5] 姜某，女，1949年4月12日（己丑二之气）出生，2008年4月11日诊。

两腿酸软乏力，不能行走，左腿尤甚，时有麻木，瞬间即已。脉关浮，尺沉细，舌淡红。气血俱虚，运行无力而成痹。拟方乌梅柴胡汤加减：

醋乌梅30克　五味子15克　醋柴胡10克　炙黄芪30克　全当归10克　炒白芍15克　怀牛膝15克　肉苁蓉15克　炒杜仲15克　川秦艽15克　炙甘草10克　生姜3片　大枣10枚

[病例6]张某，女，1970年7月（庚戌四之气）出生，2008年8月12日（戊子四之气）诊。

全身酸软无力，疲乏至连话也不想说，吃饭都拿不起筷子，不思饮食，食则呕逆，头昏头晕。医院检查为“高血脂”“脑供血不足”。脉弦细无力，舌淡红，苔白，口苦，肝阴肝血不足，拟方乌梅柴胡汤加减：

醋乌梅50克　醋柴胡10克　炙黄芪30克　黑附子15克　熟地黄15克　全当归9克　炒白芍10克　明党参10克　姜半夏9克　条黄芩9克　焦白术9克　云茯苓10克　炙甘草10克　生姜3片　大枣10枚

[病例7]郭某，女，1971年3月（辛亥二之气）出生，2008年10月6日（戊子五之气）诊。

疲乏困倦，诸事不欲做，饭也懒得吃，入睡困难，睡后易醒，轻轻重重已二三年。脉沉无力，舌淡红，苔白。心肝血虚，脾失运化，拟方乌梅柴胡汤加减：

小乌梅30克　五味子15克　炙黄芪30克　太子参10克　焦白术9克　朱茯神15克　大熟地黄10克　全当归9克　炒白芍9克　酒川芎6克　炒枣仁10克　炙甘草9克　生姜3片　大枣五枚

[病例8]马某，女，1973年5月（癸丑三之气）出生，2010年1月23日（庚寅初之气）诊。

困倦，乏力，身体沉重，经某医院检查确诊为“贫血”，与中西药治疗月余，仍身重困倦，乏力懒动。面目浮肿，面色淡黄，舌体胖大，舌苔白腻，脉沉迟缓，脾肾两虚，土壅湿郁，拟方仲景苓桂术甘汤加味：

赤、白茯苓各30克　川桂枝20克　焦白术15克　淡干姜15克　明党参10克　草果仁10克　广藿香10克　川厚朴9克　炒枳实9克　炙甘草10克　生姜3片

十剂后，身轻，神爽，诸证皆减。

呵　　欠

[病例1]孙某，女，1974年3月（甲寅二之气）出生，2006年7月26日（丙戌四之气）诊。

2001年8月一次严重腹泻后，发生呵欠，时在当地及北京、西安几所大医院诊治，前后辗转近5年未愈。

刻下，呵欠连连不断，除入睡以后乃不发作。饮食少进，形销骨立，语声低微，气息短浅，乏力嗜睡，目光暗淡，面色萎黄憔悴，尿频而便难，畏寒怕冷，衣棉来诊。舌体瘦薄，质淡白，无苔，脉则六部至沉至细，不重取则几不应指，一息隐约三至。此脾肾阳衰，气血双亏，拟方抚土备化合乌梅柴胡汤：

黑附子60克　红山参30克　炖食小乌梅50克　五味子15克　焦白术15克　淮山药15克　淡云茯苓30克　炒白芍15克　肉苁蓉15克　炙黄芪30克　淡干姜10克　全当归10克　广陈皮10克　炙甘草15克

水煎，日三夜一服，每日一剂，5剂。并于神阙穴外贴参芪益元散，加艾灸神阙、关元、气海、中脘、足三里，每日一次。

8月1日二诊：依然衣棉而至，面色隐约红润，语声呼吸较前稍觉有力，右尺脉渐起，饮食稍加，腹胀少减，大便略易，而呵欠依旧连连不断，

守原方加鹿角胶（烊）20克，依前续服7帖。外贴艾灸同前。

8月9日三诊：精神有增，食欲大开，仍呵欠，但间隔时间可10到15秒之间一次，六脉较前有力，近感周身肌肤酸热不适。于前方再加细生地黄30克，地骨皮30克，银柴胡15克去苁蓉不用，以前法再服10剂。外贴艾灸同前。

8月19日四诊：呵欠减少，间隔时间较前更长，可达十数分钟，尿已不频，大便二日一次，唯五心烦热难耐，口干而不欲饮，面色舌体皆红。此阳虚及阴之象。

醋乌梅50克　生白芍30克　麦冬30克　西洋参10克　炖食炙黄芪30克　生鳖甲（先煎30分钟）30克　地骨皮30克　全当归10克　川黄柏30克　毛知母10克　云茯苓15克　广陈皮10克　炙甘草10克

十剂，水煎，日三服。外贴艾灸同前。

8月28日五诊：呵欠渐住，一日仅三四发，精神甚佳，体重已增至47千克，语声呼吸几近常人，但有时仍觉怕冷，小肚子内吸发凉。思此阳气虽复，而根基未固，清补凉润之剂，未宜过甚，故于19日方内再加嫩鹿茸10克黄酒炖服，加黑附子15克，去黄柏知母二味不用，再与10剂。外贴艾灸同前。

9月5日六诊：呵欠已住，近一周未再作，饮食起居一如常人，并可参与体力劳动，久病方复，气血尚稚，嘱其还当精心调养，以防劳复。守原方再服10剂。外贴艾灸同前。

9月18日七诊：9月11日，因忙于收果，旷日未食，呵欠又作，虽不如以前频繁，但每分钟也有十几次，休息两天后，呵欠停止，而时时感觉疲乏欲睡。诊其脉尚悠悠和缓，仍守8月28日方续服15剂。

10月19日八诊：病已完全康复，唯时感身心疲劳，守原方制丸剂续服两个月以善其后。

[病例 2] 杜某，男，1989 年 2 月（己巳初之气）出生，2009 年 1 月 3 日（己丑初之气）诊。

呵欠月余，屡治不效。两尺沉细无力，面色苍白，尿频，便稀，舌淡红，苔薄，舌边齿痕明显，脾肾两虚，拟方抚土备化汤加减：

黑附子 30 克　焦白术 10 克　红山参 10 克　云茯苓 30 克　淮山药 30 克　大熟地黄 10 克　补骨脂 10 克　巴戟天 10 克　淫羊藿 10 克　菟丝子 15 克　五味子 10 克　炒白芍 10 克　炙甘草 10 克

脱　发

[病例 1] 王某，女，1983 年 2 月（癸亥初之气）出生，2008 年 10 月 4 日（戊子五之气）诊。

三年来，每至春秋两季头发就脱落，秋季甚于春季。今秋脱发较往日更甚，不敢梳头洗头，梳之洗之则脱落盈把，甚至摇头时头发也脱落。面色蜡黄、肌肤苍白干燥起白屑，月经量亦极少，经期最多三两天，舌淡红，苔白，脉沉细。夜间玩电脑每至凌晨三四点，翌日下午两三点才起床，每日一餐，多为辛辣烧烤冷饮。逆天地而悖阴阳，乱气血而毙身命，欲得康健，必法天地，则阴阳，兼服吾药，或可康复。拟方如下：

生、熟地黄各 100 克　制首乌 100 克　炙黄精 100 克　天冬 100 克　墨旱莲 300 克　黑芝麻 100 克　侧柏叶 100 克　炒槐豆 100 克　全当归 60 克　赤、白芍各 60 克　明天麻 50 克　川羌活 5 克　春砂仁 30 克上药为细末，炼蜜为丸，每日早晚各15克。

[病例2]赵某，女，1972年6月（壬子三之气）出生，2009年11月23日（己丑终之气）诊。

百会巅顶处头发脱落，脉细弱，面色苍白，血虚风扰。治宜养血祛风，拟方四物消风散加减：

大熟地黄30克　全当归15克　生白芍15克　酒川芎10克　制首乌30克　女贞子15克　墨旱莲30克　黑芝麻15克　川羌活9克　明天麻9克　嫩防风9克　侧柏叶15克

衄　血

[病例1]杨某，女，1955年3月27日（乙未二之气）出生，2008年4月12日诊。

半年前，时而流鼻血，时而牙龈渗血，时则四肢出现青紫色瘀斑，周身乏力，动则气短汗出，西医诊断为"白血病"。面色淡黄而虚浮，精神萎靡不振，目光暗淡，肌肤干涩㿠白，脉极细沉弱，右寸细数而时见结代，舌体胖大而嫩，舌尖溃烂而痛，苔白而厚腻。脾肾两虚，虚焰上浮，予泻火肃肺兼固摄止血。拟方如下：

酒大黄10克　枯黄芩9克　栀子炭9克　炙黄芪30克　五味子10克　寸麦冬15克　川牛膝15克　参三七10克　生白芍9克　丹皮炭9克　川木通6克　紫桂皮1.5克　炙甘草9克

五剂。

4 月 18 日二诊：舌尖烂痛减轻，溃疡已见收敛之势，脉沉细弱。

炙黄芪 30 克　红山参 10 克　土白术 10 克　云茯苓 10 克　参三七 10 克　细生地黄 15 克　阿井胶（烊）10 克　全当归 9 克　白芍炭 9 克　丹皮炭 9 克　金线重楼 15 克　炙甘草 9 克

十五剂。

5 月 8 日三诊：面色略显红润，精神略见好转，唾中带血，脉极沉细。

生大黄 9 克　川黄连 9 克　条黄芩 9 克　红山参 10 克　大熟地黄 15 克　女贞子 15 克　参三七 10 克　细生地黄 15 克　阿胶珠（烊）10 克　墨旱莲 30 克　全当归 10 克　白芍炭 9 克　炙甘草 9 克

[病例 2] 王某，男，1993 年 8 月（癸酉四之气）出生，2008 年 9 月 21 日（戊子五之气）诊。

半年来，经常流鼻血，或在夜睡间，或在白昼，血出如涌泉，汩汩难止，色鲜红，脉洪大弦数，舌红赤，苔黄燥，常渴欲饮凉，大便干燥，两三日一解。阳明火炽，上灼肺气，拟方泻火肃肺汤加减：

生石膏 100 克　毛知母 15 克　生大黄 15 克　条黄芩 10 克　川黄连 9 克　玄参 30 克　细生地黄 15 克　川牛膝 15 克　粉丹皮 10 克　水牛角粉（分冲）6 克　生甘草 9 克

盗　汗

[病例 1] 黄某，女，1973 年 7 月 8 日（癸丑四之气）出生，2007 年 12 月 24 日（丁亥终之气）初诊。

眠则汗出，醒则汗止，半年未愈。脉细数无力，颧赤形瘦，手心发热，舌红苔薄白，腰膝酸软，拟方仲景竹叶石膏汤加减：

淡竹叶 10 克　生石膏 15 克　寸麦冬 10 克　五味子 10 克　川黄柏 10 克　毛知母 10 克　细生地黄 10 克　全当归 10 克　煅龙骨、煅牡蛎各 30 克　生甘草 10 克

[病例 2] 黄某，男，1998 年 1 月（戊寅初之气）出生。

幼时就易出汗，一岁半时，只要睡着就汗出如洗，一医认为缺钙，嘱服钙片，服用三月余，汗仍不减，求诊于余。患儿指纹紫红浮浅，面色郁郁而红，舌红唇红苔厚，呼吸气壮，目光灼灼，此儿木火相生之体，阳明热盛，宜当清热止汗，拟方竹叶石膏汤：

生石膏 15 克　毛知母 9 克　甘草 15 克　麦冬 10 克　糯稻根一把　粳米一撮　淡竹叶 7 片　灯芯 7 根

水煎，入白糖一撮，一日三至四次。小儿用药有窍，即捏其鼻子，则开口哭号，此时气道关闭，咽道通畅，伺机灌下，可保无虞。

五日后，其母告曰，孩子很配合，入睡后汗已不出。

自　汗

[病例 1] 李某，男，1960 年 9 月（庚子五之气）出生，2008 年 9 月 22 日（戊子五之气）诊。

经常出汗，不能自禁，动则出，不动也出，脉浮虚大，营卫不和，肺表不固，拟方桂枝汤：

炙黄芪30克　川桂枝10克　炒白芍10克　煅龙骨、煅牡蛎各30克　麻黄根15克　五味子10克　炙甘草9克　浮小麦30克　生姜3片　大枣12枚

[病例2] 郭某，女，1968年8月（戊申四之气）出生，2008年11月11日（戊子终之气）诊。

多汗咳嗽，咳则汗甚，脉虚大，舌淡白，气短。肺脾气虚，表气不固，拟方乌梅柴胡汤加减：

醋乌梅30克　醋柴胡10克　五味子15克　炙黄芪15克　太子参10克　焦白术10克　云茯苓10克　全当归15克　苦桔梗6克　炙甘草10克　炙杷叶6克　生姜3片　大枣5枚

[病例3] 姚某，女，1956年7月（丙申四之气）出生，2008年6月13日（戊子三之气）诊。

近二年来，常自汗出，汗后恶寒，心中惊悸，尝以更年期综合征治疗。面色苍白，精神倦怠，食谷不香，脉浮虚，舌淡红，苔薄白。荣卫之气不和，太阳表气不固，阴虚于内，风搏于外，营卫不和，拟方桂枝汤：

川桂枝12克　白芍药12克　炙黄芪15克　柏子仁、酸枣仁各15克　煅龙骨　煅牡蛎各15克　炙甘草10克　生姜10克　大枣10枚

[病例4] 弓某，男，1978年5月（戊午三之气）出生，2008年5月25日（戊子三之气）诊。

面赤热，如野外烤火，别无他苦。六脉数实有力，舌红苔白，象数皆缘于火炽热郁，当泻火保肺汤加减，以滋阴以降火。方如下：

川黄连9克　枯黄芩9克　生白芍15克　生石膏30克　大麦冬10克　淡竹叶9克　阿井胶9克　粳米50克　生甘草9克　鸡子黄（分冲）2个

养　生

[病例1]王某，男，1949年6月（己丑年三之气）出生，2009年11月5日（己丑年终之气）诊。

自觉乏力，身寒怕冷，四肢不温，多尿，便溏，日二至三次，食少乏味，脉沉迟细弱，舌淡苔薄白，面色苍白。

黑附子30克　淡干姜15克　焦白术15克　红山参15克　炒白芍15克　云茯苓15克　巴戟天15克　淫羊藿10克　炙甘草10克　生姜5片　大枣12枚

每月服，10剂。

[病例2]潘某，女，1962年12月（壬寅终之气）出生，2010年3月6日（庚辰二之气）诊。

常常不寐，多梦。无他不适，饮食、工作、活动如常。面色郁暗，臃肿，体肥，脉沉细缓，舌体胖大，苔白而腻。

云茯苓30克　川桂心15克　炒苍术10克　焦白术10克　姜半夏15克　炒枳实10克　筒远志10克　淡干姜9克　血丹参15克　秫米30克　炙甘草9克　生姜5大片

每月月初服，10剂。

临证医案之杂病门

半身不遂

［病例］卢某，男，1948 年 2 月（戊子初之气）出生，1998 年 7 月 6 日（戊寅四之气）初诊。

是年 6 月份患中风（西医诊为脑梗死），至左侧肢体不能动，诊脉六部皆弦涩，舌暗红，肝肾阴虚，风痰瘀血阻于脉络，祛风化痰消瘀，拟方乌梅柴胡汤加减：

醋乌梅 100 克　醋柴胡 10 克　生白芍 30 克　全当归 15 克　川桂枝 10 克　生黄芪 30 克　五味子 10 克　白条参 15 克　肉苁蓉 30 克　炒枳壳 9 克　明天麻 15 克　淡全虫 10 克　嫩桑枝 100 克

煎汤送服“大黄䗪虫丸”一日二次。约三月余，手可抓物，足可步履，起居如常人。

半身异感

［病例］马某，男，1965 年 2 月（己巳初之气）出生，2008 年 2 月 14 日（丁亥终之气）初诊。

左半身感觉不舒，不痛不痒，不同于右侧舒适自然，时伴见呕吐胸中气逆。胃镜、CT等检查未见异常，北京、西案等地知名专家看后谓“神经感觉异常”所开调节神经药数用无效，遂拖而未治，已二年。

神情忧郁，面色郁暗，六脉弦细而涩，舌苔淡白，余谓厥阴风木主事，病在少阳，治宜疏泄肝胆，调理枢机，拟方柴胡四逆汤加味：

软柴胡15克　条黄芩10克　明党参10克　姜半夏15克　酒川芎9克　云茯苓15克　焦白术10克　川楝子9克　西红花9克　代赭石30克　炙甘草10克　生姜5片　大枣5枚

十剂而已。

半身发凉

[病例]王某，女，1964年8月（甲辰四之气）出生，2009年4月27日诊。

右半身发凉已半年。曾多方诊治，病仍如旧。刻下六脉沉细弱涩，两尺极沉极细，舌淡红，苔白而腻，身形瘦羸，面色郁暗不泽，此痰饮为患，气血虚少而不畅之故，拟方柴胡天麻桂枝汤加减：

软柴胡10克　云茯苓50克　川桂枝15克　淡干姜9克　明党参10克　焦白术15克　姜半夏15克　炒枳壳9克　醋甘遂（分冲）6克　当归尾15克　酒大黄10克　葶苈子10克　炙甘草15克

水煎，日二服。

5月15日二诊：服上方十五剂后，右半身已发热如常，脉仍沉细而弱。继服：

炙黄芪 15 克　黑附子 15 克　明党参 10 克　焦白术 10 克　全当归 9 克　酒川芎 9 克　荆赤芍 9 克　炒枳壳 9 克　草红花 9 克　原桃仁 9 克　羌、独活各 10 克　炙甘草 10 克　生姜 5 片　大枣 5 枚

运动痴呆

［病例］王某，男，1956 年 6 月（丙申三之气）出生，2009 年 2 月 14 日（己丑初之气）初诊。

2006 年春，突感下肢活动不良，迈不开步，只能碎步而行，饮食、神志如常，数家医院各类检查无果，到处求医，中西药皆用，疗效不显。刻诊六脉皆沉细，两尺涩滞不利，如同无脉，思无良法，柴胡四逆汤合柴胡天麻桂枝汤合方，晨服以疏理枢机，行厥阴少阳肝胆之气，晚以王清任驱瘀法聊试之。拟方如下：

鳖血柴胡 10 克　川桂枝 30 克　明天麻 30 克　红山参（另顿服）15 克　姜半夏 15 克　淡干姜 10 克　云茯苓 30 克　焦白术 10 克　炒枳壳 15 克　赤、白芍各 15 克　花青皮 9 克　炙甘草 10 克

水煎晨服。

生黄芪 100 克　荆赤芍 15 克　炒桃仁 30 克　西红花（后下）10 克　广地龙 30 克　酒川芎 10 克　川牛膝 15 克　炒杜仲 15 克　生枳壳 10 克　血丹参 30 克　当门子（后下）0.5 克　炙甘草 10 克　生姜 5 大片　大枣 10 枚

每日晚服。

方方开毕，其子曰：斯方大多药物以前都用过，就是量没有这么大，

红花不是西红花，也没有用过麝香。余曰聊作一试，先用十天，有效则续用，无效则另求高明。

2月19日其子来告曰，效果甚佳，服后又以原法在当地抓药十五剂，服完后，已可迈开大步行走。

浮　肿

［病例1］李某，女，1949年9月（己丑五之气）出生，2008年10月13日（戊子五之气）诊。

眼睑肿胀半月，脉沉迟而弦，淡苔白，心下逆满，时欲呕。寒湿困脾，脾虚而壅，中土不运，拟方新加苓桂术甘汤加减：

云茯苓30克　川桂心15克　土白术15克　明党参10克　淡干姜10克　川牛膝15克　益母草15克　车前子10克　炙甘草10克

［病例2］闫某，女，1967年5月（己未三之气）出生，2009年6月3日（基差偶三之气）诊。

两腿浮肿经年，头昏，精神疲倦，饥饿则四肢微软无力。脉沉细弱，舌淡红，舌苔白腻，舌胖大，肿处按之凹陷，旋即浮起。此脾肾两虚，元气不健之故。拟方武苓汤加减：

黑附子30克　红山参20克　焦白术15克　云茯苓15克　炙黄芪15克　全当归10克　炒白芍10克　大熟地黄10克　酒川芎6克　盐泽泻15克　川牛膝15克　车前子10克　炙甘草15克　生姜3片　大枣5枚

水　肿

［病例 1］陆某，男，1946 年 5 月（丙戌三之气）出生，2009 年 11 月 10 日（己丑终之气）诊。

自今年 6 月至今，两脚至膝，烂肿如瓜，曾住院治疗两次，每次个把月，住院输液中，水肿稍消，未几又肿复如初。刻诊，脉沉细迟弱，四肢冰凉，身寒欲向火，尿急而尿少，一日一夜两三次，头目昏眩，心胸憋闷，心悸不宁。寒水之气生人，命火本属不足，平时不知惜命，素嗜女色，故值己丑而发病，亟待大补脾肾，温阳化水，拟方武苓汤加减：

黑附子 60 克　川桂心 30 克　焦白术 30 克　赤、白茯苓各 30 克　炒白芍 20 克　建泽泻 15 克　车前子 15 克　川牛膝 15 克　炙甘草 30 克　生姜 100 克

十剂肿消，原方守服二十剂，以善其后。

［病例 2］李某，女，1925 年 9 月（己丑五之气）出生，1975 年 12 月（己卯终之气）诊。

西医诊断为“左心衰竭”，下病危通知书后出院备敛。脉极沉极微，寸关似无，而尺尚未绝，面肿如瓜，身肿如泥，气息欲断，身凉如冰，几如死尸。生逢鄙监，真阳式微，水土互壅，君火欲息，死里求生，先予理中加味一剂，以图万一。

黑附子 300 克　川干姜 60 克　川桂心 50 克　焦白术 30 克　人参（另炖）30 克　炒白芍 30 克　血丹参 30 克　川牛膝 30 克　车前子 30 克　益母草 30 克　葶苈子 20 克　炙甘草 30 克

急煎与服，一服肿消人苏，二服而安。方中去葶苈子、牛膝、车前子、益母草，姜、附子、桂心减量，人参加至50克，更加黄芪30克，再十数剂而竟如常人。

不　育

［病例1］牛广宇，男，1979年3月8日（己未二之气）出生，2007年11月28日（丁亥终之气）初诊。

婚后4年无子，经检查，其妻输卵管通畅，排卵正常。其本人精液化验，精子活力差，成活率45%，求治于中医。诊脉沉细弦数，尺部无力，舌红少苔，头昏乏力，手足心发烫，心烦口干。此肝肾阴虚，相火灼精之故，拟方乌梅柴胡汤加减：

醋乌梅100克　醋柴胡10克　生白芍10克　全当归15克　肉苁蓉30克　天冬10克　川黄柏10克　毛知母10克　淮山药15克　山茱萸15克　菟丝子15克　五味子10克　车前子10克

嘱服1个月。

2月22日二诊：头已不昏，心烦、手足心发烫皆减轻，唯口尚干，脉仍细数，但较前柔和，守前方继服1个月。后，配制加减五子衍宗丸一剂与服。

7月4日来告曰，4月份曾做精液检查，精子活力正常，精子成活率88%，于5月中旬，妻子已怀孕。

［病例2］扬升星，男，1982年6月（壬戌三之气）出生，2009年3月30日（己丑二之气）初诊。

结婚3年，尚无子女，时感头昏，神疲少力，脉沉细无力，精液稀薄且少。神精不足，肝脾皆虚，拟方乌梅柴胡汤加减：

醋乌梅 90 克　醋柴胡 12 克　桂枝 12 克　大熟地黄 15 克　淮山药 15 克　枸杞子 10 克　车前子 10 克　菟丝子 15 克　沙苑子 15 克　五味子 10 克　全当归 10 克　炒白芍 10 克　炙甘草 10 克

十五剂。后守此方制丸服，三个月后其妻怀孕。

阳事不举

[病例 1] 王某，男，1967 年 9 月 4 日（丁未五之气）出生，2007 年 12 月 24 日（丁亥终之气）初诊。

阳事不举半年，脉沉细，舌红，苔白腻，尿多失禁，肾元不足，阴阳俱虚，拟方血肉有情之品以补之。

龟甲胶 100 克　鹿角胶 100 克　鹿鞭一条　大熟地黄 100 克　生白芍 100 克　全蜈蚣 50 条　全当归 60 克　炙仙茅 30 克　阳起石 100 克　金樱子 100 克

上药为末蜜制为丸，每丸重 15 克每日二次，一次一丸。

4 月 3 日二诊：阳事已遂，然不久，且行房汗多疲乏，数日不复，嘱上方再服，但当节欲。

[病例 2] 仝某，男，1975 年 10 月（乙卯五之气）出生，2007 年 9 月 18 日（丁亥五之气）初诊。

阳痿不举，方举即泄，诸治未效。脉两尺弦数，重取则细弱无力，头昏腰酸，舌红少苔。此肝肾阴虚，血脉不充，治宜归芍地黄汤：

全当归 15 克　大熟地黄 15 克　炒白芍 15 克　淮山药 15 克　山茱萸 10 克　粉丹皮 6 克　盐泽泻 6 克　云茯苓 6 克　菟丝子 15 克　生甘草 10 克　大蜈蚣（焙研分冲）2 条

20 剂后，阳事已举，早泄亦去。

[病例 3] 王某，男，1965 年（己巳）出生，2008 年 6 月 29 日（戊子三之气）诊。

近一年来，每临房事，阳痿不举，平日头目昏重，腰酸腿软，脉沉细弱。肝肾虚弱，阴阳两亏。拟方如下：

黑附子 15 克　制天雄 10 克　大熟地黄 15 克　山茱萸 10 克　淮山药 15 克　粉丹皮 6 克　云茯苓 6 克　车前子 10 克　菟丝子 30 克　枸杞子 15 克　五味子 10 克　淫羊藿（羊油炒）10 克　肉苁蓉 15 克　炙仙茅 10 克　炒杜仲 15 克

加减进退，三月而举。

[病例 4] 吴某，男，1970 年 5 月（庚戌三之气）出生，2008 年 11 月 11 日（戊子终之气）诊。

阳事不遂一年余，形寒怕冷，大便溏薄，小便频急，脉沉细无力。元阳不足，肝肾精亏。拟方如下：

大熟地黄 30 克　淮山药 15 克　山茱萸 15 克　嫩鹿茸（研冲）15 克　全当归 10 克　炒白芍 30 克　黑附子 30 克　制天雄 10 克　雄蚕蛾 10 克　阳起石 15 克　炙仙茅 15 克　巴戟天 15 克　补骨脂 10 克

[病例 5] 张某，男，1980 年 8 月（庚申四之气）出生，2008 年 12 月 13 日（戊子终之气）诊。

阳事不遂年余，脉沉细涩，尺中尤弱，元阳不足，肾气亏损。拟方如下：

黑附子 15 克　大熟地黄 30 克　嫩鹿茸 9 克　菟丝子 30 克　枸杞子 15 克　五味子 10 克　全当归 12 克　炒白芍 12 克　肉苁蓉 15 克　淫羊霍（羊油炒）15 克　炙仙茅 15 克　阳起石 15 克　炙甘草 9 克

遗　精

[病例] 郑某，男，1967 年 9 月 10 日（丁未五之气）出生，2008 年 6 月 1 日（戊子三之气）诊。

遗精半年。脉沉细数，舌红，苔薄白，手足心发热，有梦时遗，无梦时也遗，遗后心悸，身倦乏力。肝肾阴虚，相火偏旺。拟方如下：

细生地黄 15 克　天冬 10 克　菟丝子 15 克　女贞子 15 克　川黄柏 15 克　毛知母 15 克　筒远志 9 克　金樱子 10 克　煅龙骨、煅牡蛎各 30 克　炒芡实 15 克　莲子须 10 克　生甘草 9 克

嗜　睡

[病例 1] 崔某，男，司机，1980 年 8 月 12 日（庚申四之气）出生，2007 年 12 月 10 日（丁亥终之气）初诊。

嗜睡数月，行车中常昏昏欲睡，周身乏力，精神萎靡不振，六脉沉细如丝，两尺不及指，舌淡白，苔白腻，舌边齿痕明显，手足常凉，此

少阴病兼脾虚湿困，拟方理中汤加味：

黑附子 30 克　淡干姜 10 克　苍、白术各 10 克　云茯苓 15 克　炒薏苡仁 10 克　石菖蒲 9 克　筒远志 9 克　明党参 10 克　广陈皮 9 克　炙甘草 9 克　生姜 3 片

水煎服。

12 月 23 日二诊：服药后口干、心烦，仍嗜睡，于上方中减附子量为 15 克，加以西洋参 10 克易党参，加麦冬 10 克。

12 月 28 日三诊：嗜睡减轻，精神亦转佳，守方再服十剂而愈。

[病例 2] 王某，女，1969 年 5 月 24 日（己酉三之气）出生，2008 年 5 月 6 日诊。

困倦嗜睡半年，体胖懒动，头身沉重，脉沉细，舌苔白厚浊腻，水湿困脾，拟方新加苓桂术甘汤：

云茯苓 30 克　川桂枝 15 克　焦白术 15 克　炒苍术 1.5 克　白豆蔻 10 克　光杏仁 10 克　炒薏苡仁 15 克　石菖蒲 9 克　淡干姜 9 克　筒远志 9 克　生甘草 9 克　生姜 5 大片

不　寐

[病例 1] 乔某，女，教师，1947 年 7 月（丁亥三之气）出生，2007 年 9 月 13 日（丁亥五之气）初诊。

二年来睡眠不佳，不易入睡，睡中多梦，易惊醒。日间心烦乱。脉沉细数，舌红赤少苔，少阴阴虚，君火不宁，治宜仲景黄连阿胶汤：

姜黄连 10 克　枯黄芩 10 克　赤、白芍各 10 克　朱麦冬 15 克　阿井胶（烊化）10 克　夜交藤 30 克　血丹参 15 克　川牛膝 15 克　鸡子黄（分冲）2 枚

七剂，水煎，日二服。

服药三剂后睡眠如常，后又依原方服十剂而安。

[病例 2] 景某，男，1967 年 3 月（丁未二之气）出生，2007 年 9 月 4 日（丁亥五之气）初诊。

不寐数月，夜夜以安定维持睡眠，刻下安定服之 5 片亦不能入睡，诊脉沉细而弦数，时而心烦不安，必外出走一圈方能安坐片时，口干燥，而不欲饮水，溺赤涩，拟方补肺降火汤加减：

淮山药 30 克　明党参 15 克　炙百合 15 克　朱麦冬 15 克　清半夏 15 克　条黄芩 10 克　川贝母 9 克　五味子 9 克　炒枣仁 15 克　朱灯芯 10 克　筒远志 10 克　紫桂皮 1 克　炙甘草 9 克　鸡子黄（分冲）2 枚

水煎日二服。服后能入睡，每睡约四至五小时，后常以此方服之，遂如常。

[病例 3] 景某，男，1961 年 9 月（辛丑五之气）出生，2007 年 10 月 7 日（丁亥五之气）初诊。

一月前，先以经济纠纷而胃脘不适，一医与服胃复安等药，三日后失眠不寐，夜夜难以入睡，服安定等镇静药，始效终否。刻诊，脉弦而沉，胸胁胀满，神情郁闷，饮食不香，此肝胆气郁，胃气不和之不寐，拟方予柴胡四逆加减：

醋柴胡 10 克　条黄芩 10 克　姜半夏 10 克　炒枳实 10 克　川黄连 9 克　荆赤芍 10 克　广陈皮 9 克　朱茯神 15 克　合欢皮 15 克　淡竹茹 10 克　生甘草 9 克

水煎，日二空服，三剂后，已可入睡，然睡时较短，仅三四小时即醒，守方再服五剂，睡眠如常。

[病例 4] 李某，女，1970 年 7 月（庚戌四之气）生，2007 年 9 月 18 日（丁亥五之气）初诊。

三年前与人怄气，因之不寐，曾服中西药，多方治疗，时可眠，时不得眠，诊脉沉细弱涩，舌淡红，苔白，精神疲惫，胸胁不宽，此肝郁血虚，神不安宅，拟方柴胡四逆汤加减：

醋柴胡 10 克　炒枳壳 10 克　荆赤芍 10 克　姜半夏 10 克　朱茯神 15 克　筒远志 9 克　合欢花 10 克　炒枣仁 10 克　血丹参 10 克　川牛膝 15 克　生甘草 10 克　生姜 3 片

每日一剂，水煎日二服，连服一周。

9 月 29 日二诊：睡眠较前改善，胸胁已宽，尚感疲惫，于原方加党参 10 克，黄芪 10 克，当归 9 克，去赤芍、枳壳，再服 1 周而安。

[病例 5] 沈某，女，1961 年 4 月 20 日（辛丑二之气）出生，2008 年 1 月 9 日（丁亥终之气）初诊。

失眠不寐十余天，入睡困难，睡后多梦，常以安定维持。刻诊：六脉弦数，寸滑尺细，舌边尖红赤，苔中厚，时而烦躁，无端发火。此心肝火盛，痰火内扰，拟方柴胡四逆汤加减：

醋柴胡 10 克　条黄芩 10 克　川黄连 10 克　焦栀子 9 克　姜半夏 10 克　全瓜蒌 10 克　云茯苓 15 克　筒远志 10 克　合欢皮 10 克　炒枣仁 24 克　生甘草 9 克

五剂而安。

[病例 6] 张某，女，1978 年 10 月 5 日（戊午五之气）出生，2008 年 2 月 17 日（戊子初之气）初诊。

去年行子宫全切术，之后日夜不眠，心悸不宁，时常心烦。脉左三部细弱无力，右三部细数而滑，阴血不足，虚火内扰，拟方黄连阿胶汤加减：

川黄连 9 克　枯黄芩 9 克　阿井胶（烊）10 克　赤、白芍各 10 克　生、熟地黄各 10 克　炒枳壳 9 克　醋香附 9 克　全当归 10 克　炙甘草 9 克　鸡子黄（冲）2 枚

2 月 25 日二诊：左脉仍细弱，右之滑数已去，心悸未作，而心烦依旧，睡眠仍不甚佳。守上方去黄芩、枳壳、香附，加合欢花 10 克，炒枣仁 15 克，筒远志 10 克，肉桂 1 克。

3 月 14 日三诊：睡眠已可，体力仍弱，脉沉细。

川黄连 9 克　大熟地黄 15 克　全当归 10 克　炒白芍 10 克　酒川芎 6 克　阿井胶（烊）10 克　太子参 10 克　春砂仁 9 克　炙甘草 10 克　鸡子黄（冲）2 枚

[病例 7] 张某，女，1949 年 5 月 8 日（己丑三之气）出生，2008 年 3 月（戊子二之气）初诊。

白昼困倦，入夜不寐，心烦口苦，脉沉细数，舌尖红赤，拟方黄连

阿胶汤加减：

川黄连15克　荆赤芍15克　枯黄芩9克　寸麦冬10克　酸枣仁（炒）15克　朱茯神15克　筒远志9克　生龙骨、生牡蛎（先煎）各30克　炙甘草9克　鸡子黄（分冲）2枚

[病例8] 付某，男，1924年9月28日（甲子五之气）出生，2008年3月7日（戊子二之气）诊。

半月前，因家事不和，抑郁难解，而致失眠不寐，饮食不进，脉弦，舌暗红，苔白腻，柴胡加龙骨牡蛎汤主之。

醋柴胡9克　条黄芩9克　明党参9克　清半夏10克　生龙骨　生牡蛎（先下）各30克　酒大黄9克　炒枳壳9克　炙甘草9克　生姜3片　大枣3枚

[病例9] 贾某，女，1946年3月18日（丙戌二之气）出生，2008年3月28日（戊子二之气）诊。

失眠少寐十余年，常服镇静安神药，服则可睡三四小时，不服则难以入睡，近月来服药亦不能入睡，心悸惊恐，思绪烦乱，夜间尿频至六七次之多。脉寸部弦细而数，两尺沉细几不及指，舌尖红赤，舌体胖大，苔白滑。此火扰于上，阳虚于下，心肾不交而不得眠，拟方栀子豉汤加味：

焦栀子12克　淡豆豉10克　灯心草6克　大熟地黄30克　淮山药30克　山茱萸15克　五味子10克　金樱子10克　益智仁10克　巴戟天10克　筒远志10克　紫桂皮3克　朱茯神15克

七剂。浓煎，于申时前分两次服下。

4月7日二诊：夜尿减至三次，瞌睡四五小时，甚喜，欲照方再服，问余可否。寸脉已不数，而尺中仍极沉细，舌体仍胖嫩，于方中去栀子、豆豉，加阿胶10克，制附子30克，鸡子黄2枚。

[病例10]许某，女，1960年5月14日（庚子三之气）出生，2008年4月10日（戊子二之气）诊。

入睡困难，睡后易醒半年。经常无端生气，胁腹胀满，大便不利，急躁不安，口苦口干，脉弦数有力，舌红苔黄厚。肝郁化火，横克脾土，拟方柴胡四逆汤加减：

醋柴胡10克　条黄芩10克　太子参9克　酒大黄10克　川黄连9克　玄明粉10克　炒枳实9克　朱茯神30克　筒远志9克　紫桂皮1.5克　生甘草10克

[病例11]侯某，女，1955年9月（乙未五之气）出生，2008年7月4日（戊子四之气）诊。

尝患消渴，节食并服用西药“二甲双胍”等五年余，近一年来失眠多梦，发热阵作，时而汗出，头昏乏力。脉沉细，舌暗红，少苔。气血两虚，荣卫失和，拟方桂枝加龙骨牡蛎汤主之：

川桂枝10克　赤、白芍各10克　煅龙骨　煅牡蛎各30克　川秦艽15克　炒枣仁15克　血琥珀9克　茯苓神15克　筒远志9克　炙甘草10克　生姜3片　大枣5枚

[病例12]乔某，女，1953年6月（癸巳三之气）出生，2008年11月23日（戊子终之气）诊。

失眠经年，入睡困难，常年离不开安眠药。询之，胃纳不佳，心腹饱满，经常呃逆。此胃不和则卧不安也，脉弦滑，舌红苔白厚，拟方《内经》半夏秫米汤加味：

姜半夏30克　陈秫米30克　朱茯神15克　筒远志10克　广陈皮10克　川厚朴9克　炒枳实9克　血丹参15克　川牛膝15克　生甘草9克

睡中咬牙

[病例1] 李某，女，1970年7月21日（庚戌四之气）出生，2008年4月17日诊。

入睡后咬牙一周，脉沉实而数，舌红赤，苔黄厚而燥，大便干燥难解，阳明积火，拟方大承气汤加味：

酒大黄15克　炒枳实10克　川厚朴9克　玄明粉10克　生石膏30克　生白芍15克　醋柴胡9克　淡全虫9克　生甘草10克

[病例2] 例某，男，1967年5月（丁未三之气）出生，2010年2月28日（庚寅二之气）诊。

不寐三个月，伴头昏头晕，入睡则咬牙，多饮多溲，大便干燥难解，面色红赤，舌质暗红，舌苔黄厚，语声高亢，六脉沉实有力。木不疏土，中气壅实，神不安宅。拟方疏土运阜汤加减：

炒苍术15克　云茯苓30克　酒大黄15克　川黄连10克　清半夏15克　炒枳实10克　血丹参15克　苦桔梗10克　生龙骨、生牡蛎各

30克　明天麻15克　白僵蚕20克　生甘草9克

心　悸

[病例1] 刘某，男，1966年12月（丙午四之气）出生，2007年12月9日（丁亥年终之气）初诊。

心悸不宁半年，服西药心得安等，服之则安，不服复悸。刻下六脉沉弦而数，舌淡，苔薄白，面色郁暗，神情不悦，病起半年前与邻里失和而争吵，吵闹中突发心悸至今，胸脘中常觉有一物压迫，饮食不香，纳则胸脘闷压益甚，拟方柴胡四逆汤加减：

醋柴胡10克　炒枳实10克　炒白芍10克　姜半夏10克　朱茯苓30克　广陈皮9克　珍珠母（先煎）30克　焦白术9克　炙甘草9克　生姜3片

七剂未竟而愈。

[病例2] 师某，女，1958年3月6日（戊戌三之气）出生，2008年3月1日（戊子二之气）初诊。

心悸，胸闷，烦热，两胁胀痛时作时休，脉沉弦迟涩，拟方柴胡四逆汤加减：

软柴胡10克　条黄芩10克　荆赤芍10克　炒枳壳9克　姜半夏10克　云茯苓15克　化青皮9克　全瓜蒌1个　血丹参15克　炒川楝9克　炙甘草10克

[病例 3] 席某，女，1950 年 5 月 4 日（庚寅三之气）出生，2008 年 3 月 10 日（戊子二之气）初诊。

心悸，胸闷，时作时休，西医诊断为“冠心病”而服用西药治疗三个月，心悸胸闷仍不能解。刻下口苦，目赤痒，耳鸣不聪，胸中烦满不快，此少阳中风之证乎？拟方柴胡四逆汤加减：

软柴胡 10 克　条黄芩 10 克　清半夏 10 克　太子参 10 克　云茯苓 15 克　血丹参 15 克　荆赤芍 10 克　化青皮 9 克　炒枳实 9 克　白菊花 10 克　生甘草 9 克

苏薄荷为引。五剂。

3 月 15 日二诊：口苦耳鸣皆去，胸闷心悸稍减，脉弦细微数。上方加筒远志 10 克　生龙骨　生牡蛎（先煎）各 30 克，茯苓改用朱茯神 30 克，五剂。

3 月 21 日三诊：心悸胸闷已不明显，唯觉精神困倦，乏力懒动，动则心悸复作，脉弦虚，面皖白。

软柴胡 9 克　清半夏 9 克　太子参 15 克　炙黄芪 15 克　焦白术 9 克　朱茯苓 30 克　全当归 10 克　炒白芍 10 克　大熟地黄 15 克　酒川芎 9 克　炙甘草 10 克　生姜 3 片　大枣 5 枚引

十剂。

[病例 4] 贝某，男，1966 年 8 月（丙午四之气）出生，2017 年 10 月 29 日（丁酉五之气）诊。

三年前出现心悸，心跳加快，头晕，乏力，经西医各项检查，诊断为“心房纤颤”，并行心脏搭桥术。之后，心悸、胸闷、胸痛、头晕、失眠、突发性四肢痿软无力等症，时轻时重，一直未见中断。邀余来诊时，面目浮肿，色青白，两目晦暗无神，乏力，动则心悸气短，语声低沉无力，舌体胖大，色淡，苔白满布，尿频，便溏，食少，脘痞，脉沉细迟弱，两尺似有似无，此心肾阳虚，命火式微，拟方四逆汤合甘草益心汤：

黑附子 60 克　川桂心 30 克　淡干姜 10 克　炙甘草 30 克　红山参 15 克　五味子 15 克　全当归 10 克　云茯苓 15 克　血丹参 15 克　苦参 30 克　寸麦冬 15 克　筒远志 10 克　生姜 5 大片　红枣 12 枚

此方 30 剂后，诸证已去大半，之后按证进退又 30 余剂而安若常人。

消　渴

[病例 1] 毕某，女，1978 年 5 月（戊午三之气）出生，2008 年 12 月 17 日（戊子终之气）诊。

一个月来，一日须食六七次，食后移时即饥，不食则心慌头晕，两眼发黑，形肉亦脱，脉沉数鼓指，舌红苔黄，口微干，热蓄阳明，胃火亢盛，是为中消，拟方乌梅柴胡汤合白虎护肝汤：

醋乌梅 60 克　醋柴胡 15 克　生白芍 30 克　五味子 15 克　西洋参 15 克　川桂枝 10 克　生石膏 50 克　毛知母 15 克　川黄连 15 克　麦冬 15 克　淮山药 15 克　全当归 15 克　生甘草 10 克　粳米 100 克

[病例 2] 裴某，男，1948 年 1 月（戊子初之气）出生，2010 年 3 月 13 日（庚寅二之气）诊。

十数年前，体检中发现空腹血糖 6.7mmol/L，遂被西医确诊为“糖尿病”，每天吃二甲双胍、降糖平等降糖药。四五年来，形体渐瘦如柴，常常头目眩晕，四肢酸软乏力，气短，夜不能寐，时而两目发黑。诊脉，六部浮沉皆细弱无力，面、肤黧黑，舌体瘦薄，少苔，口苦口干。此误诊误药而致脾胃虚弱，中气欲败，非补益脾肾，益气养血，不能拯救，仲景养阳化阴，益气生血法。拟方如下：

黑附子 30 克　炙黄芪 30 克　红山参 30 克　制黄精 30 克　焦白术 15 克　云茯苓 15 克　大熟地黄 10 克　全当归 10 克　炒白芍 10 克　酒川芎 6 克　炙甘草 15 克　生姜 5 大片　大枣 30 枚

病者拘于“糖尿病”，畏而不欲服。月余，躺卧在床，势在将亡，其子邀余再往诊之，仍与其方，嘱一日两剂，半月后方见起色，再服三月余，而起如常人。

[病例 3] 张某，女，1970 年 9 月（庚戌五之气）出生。2010 年 1 月 17 日（庚寅初之气）诊。

一年前，某医院诊断为“糖尿病”，先住院治疗月余，出院后每日与服降糖药。半年来，日觉少气乏力，头晕，懒动，复去该院向当时主管医生咨询，医生告诉，此糖尿病未得到控制，逐日加重之故，另行换药，并嘱加重用药剂量，服至三天后，头晕、乏力诸证益加严重。

诊其脉，六部脉皆沉细欲绝，舌淡苔薄，语声低微，闭目欲睡，手足冰凉，此心肾阳衰，脾胃气虚。拟方备化汤合理中汤加味：

黑附子 30 克　淡干姜 20 克　大熟地黄 15 克　炙甘草 15 克　焦白术 10 克　红山参 20 克　淮山药 15 克　云茯苓 15 克　生姜 5 片　大枣 30 枚

嫩鹿茸30克，龟甲胶30克，此二味，加黄酒半斤，另炖，分二次随前汤药服下。

骨　蒸

[病例]索某，女，1943年7月（癸未四之气）出生，2008年7月25日（戊子四之气）诊。

三年来自觉骨中发热，心烦，夏暑之季最为难挨，着衣盖被则燥热而心烦，若去衣被则身冷难耐，二便饮食如常，除此别无他苦，多方求治，未曾收效，刻下脉弦细数，舌红苔白。思之，生禀癸火相火，应属阴虚之体，可滋化源以收敛阳气，拟方补肺降火汤加减：

淮山药30克　炙百合15克　五味子15克　淡竹叶10克　生石膏30克　川贝母10克　太子参15克　寸麦冬10克　川黄柏10克　毛知母10克　粉葛根15克　川木通9克　炙甘草10克　粳米50克

灯　笼　热

[病例]李某，女，1927年3月（丁卯二之气）出生，2009年2月2日（己丑初之气）诊。

自觉心腹中如烈火焚烧，口干，口苦，耳鸣，心烦，周身煎熬不舒。问治诸医，未晓何病，所有检查无果。脉沉细弦数，舌光红少苔，此非真阴虚亏，龙火内燔乎，天雨降则火可伏矣，拟方补肺降火汤加减：

淮山药30克　炙百合30克　清半夏150克　五味子15克　淡竹叶

10 克　生石膏 30 克　寸麦冬 30 克　川贝母 10 克　川黄柏 15 克　毛知母 15 克　北沙参 15 克　生白芍 15 克　炙甘草 15 克　粳米 100 克　鸡子黄 2 枚

2 月 19 日二诊：心腹中烧灼感大减，口干已解，仍耳鸣，心烦，上方加朱灯心草 6 克，朱远志 9 克，酸枣仁 15 克。